Riccarda Quattländer

Kraft- und Vibrationstraining bei Osteoporose

Ein praxisorientiertes Handbuch zur Trainingsplanung

DERUL
VERLAG

Bibliografische Information der Deutschen Nationalbibliothek:

Die Deutsche Nationalbibliothek verzeichnet diese Publikation in der Deutschen Nationalbibliografie. Detaillierte bibliografische Daten sind im Internet über http://dnb.dnb.de abrufbar.

Nutzungshinweis: Die Erkenntnisse der Sport- und Trainingswissenschaft unterstehen einem fortlaufenden Wandel. Die im Buch gemachten Angaben entsprechen dem aktuellen Forschungsstand zum Zeitpunkt der Fertigstellung und wurden nach besten Wissen und Gewissen systematisch erarbeitet. Das entbindet den Leser jedoch nicht von eigenverantwortlichen Trainingsentscheidungen in der Praxis.

Die im Buch veröffentlichten Texte wurden von Verfasser und Verlag sorgfältig erarbeitet und überprüft. Eine Garantie kann jedoch nicht übernommen werden. Ebenso ist die Haftung des Verfassers beziehungsweise des Verlags und seiner Beauftragten für Personen-, Sach- und Vermögensschäden, sowie inhaltliche Darstellung ausgeschlossen.

Druck: CPI Druckdienstleistungen GmbH,
Ferdinand-Jühlke-Str. 7, 99095 Erfurt, Germany

Lektorat: Dr. Wolfgang Betz
Gestaltung: Lisa Wendland
Cover: Dieses Cover wurde mit Ressourcen von Freepik.com erstellt.
Abbildungen: Diana Rotter
Printed in Germany

ISBN Print: 978-3-9816742-3-1

Inhaltsverzeichnis

Einleitung

Epidemie Osteoporose

Jeder zehnte Deutsche hat Osteoporose, wobei Frauen nach Eintritt der Menopause die primäre Risikogruppe der Erkrankung sind. So ist jede dritte Frau über fünfzig Jahren von Osteoporose betroffen. Durch den demografischen Wandel und den Anstieg der Lebenserwartung wird der Prozentsatz der Osteoporosepatienten weiterhin zunehmen. Obwohl die Osteoporose eine weitverbreitete Erkrankung ist, ist das Problembewusstsein in der Bevölkerung nur gering. Dies liegt unter anderem an der meist schmerzfreien und kontinuierlichen Pathogenese der Erkrankung, die von den Betroffenen oftmals nicht wahrgenommen wird. Daher ist es nicht verwunderlich, dass die finale Diagnose der Osteoporose zumeist erst nach der ersten Fraktur – also im manifesten Stadium der Erkrankung – erfolgt (Bartl und Bartl, 2021, S. 88). Frakturgefährdete Areale sind dabei unter anderem der Oberschenkelhals, die Hüfte, die Wirbelkörper sowie der Radius. Radiusfrakturen treten primär beim Vorliegen einer postmenopausalen Osteoporose auf. Je nach Art der Fraktur kann es zu massiven Einschränkungen der Lebensqualität der Betroffenen kommen. Betrachtet man beispielsweise die Hüftfraktur näher, so ist nur die Hälfte der Betroffenen nach Fraktur zur Bewältigung der Anforderungen des täglichen Lebens ohne externe Hilfe fähig (Fuggle et al., 2019). Um einem Verlust der Lebensqualität entgegenzuwirken, sollte die Förderung der Knochenmasse vor der Entwicklung einer manifesten Osteoporose stattfinden. Wie auch in der Leitlinie des Dachverband Osteologie e.V. (2017) beschrieben, spielt hier Sport bzw. körperliche Aktivität eine entscheidende Rolle. Sport führt schon in der Jugend meist zu einer hohen Peak Bone Mass, begünstigt im Alter deren Erhalt und wirkt somit als Schutzfaktor.

Da das Problembewusstsein für die Osteoporose jedoch weitgehend fehlt, stehen Gesundheitstrainer und Therapeuten hier vor einer besonderen Herausforderung. Aufgrund der hohen Prävalenz wird jeder Trainer oder Therapeut im Laufe seiner Karriere auf Betroffene oder Risikopersonen treffen. Ziel dieses Buches ist daher die Vermittlung von essenziellem Wissen zur knochenwirksamen Trainingsgestaltung. Dieses kann und soll auch schon vor dem Vorliegen einer Osteopenie, Osteoporose oder gar einer Fraktur angewandt werden. Welche

Sportart die größte Eignung zur Förderung der Knochenmasse aufweist; ob eine solche überlegene Sportart überhaupt existiert, kann auf Basis des derzeitigen Standes der Wissenschaft nicht beantwortet werden.

Der Gesundheitstrainer oder Therapeut hat die Aufgabe, für den Klienten eine wirksame Bewegungsform zu wählen, die im Idealfall nicht nur den Knochen stärkt, sondern auch eine synergistische Wirkung auf andere Ziele des Kunden hat und Freude bereitet. Spaß an der Bewegung fördert die kontinuierliche Sportausübung und ist die Grundlage des Erfolgs im Sport. Das gilt ebenso, wenn das sportliche Ziel in der Therapie oder Prävention einer Erkrankung liegt. Damit es auch eingehalten wird, muss ein Trainingsprogramm in den Zeitplan des Trainierenden passen und Freude bereiten. Der Spaß an Bewegung führt zu einem größeren Engagement, was zum sportlichen Erfolg beiträgt. Dieser Erfolg steigert wiederum den Spaß und die Motivation, sodass ein positiver Kreislauf entsteht (Helms et al., 2019, S. 10–14).

Sport und Osteoporose

Sport bzw. körperliche Aktivität ist sehr wichtig in Bezug auf die Prävention und Therapie der Osteoporose. Zum einen führt sportliche Betätigung zu morphologischen Anpassungen am Knochen. Zum anderen führt Sport zu einer Senkung des Sturzrisikos und damit des Frakturrisikos. So besteht eine direkte Korrelation zwischen Muskelkraft sowie Balance und Sturzrisiko (Runge und Felsenberg, 2017, S. 244). Kraft und Balance werden dabei durch zahlreiche Sportarten und Bewegungsformen gefördert. So ist es nicht verwunderlich, dass die genaue Wahl der ausgeübten Sportart nur eine untergeordnete Rolle für die Sturzprävention spielt (Claudino et al., 2021).

In Hinblick auf die morphologischen Adaptionen bestehen jedoch maßgebliche Unterschiede zwischen den Sportarten. Verschiedene Sportarten beeinflussen die Knochendichte sowohl in einem unterschiedlichen Ausmaß als auch in unterschiedlichen Regionen des Skeletts. So erhöht sich bei Sportlern mit primärer Beinaktivität, wie z. B. bei Fußballern, die Knochenmasse vor allem im Unterkörper, aber nur unwesentlich im Oberkörper. Bei Sportlern mit starker Aktivität der oberen Extremitäten, wie z. B. Tennisspielern, ist ein ähnlicher Effekt in den oberen Extremitäten zu beobachten. Es können sogar Differenzen in der Knochenmasse zugunsten der dominanten Schlagseite beobachtet werden (Baumann, 2005, S. 34–39). Knochenmasse nimmt also nur in den beanspruchten Arealen zu.

Sport beeinflusst den Knochen nach derzeitigem Wissensstand über drei Arten osteogener Stimuli: axiale bzw. mechanische Belastung, Muskelzug und systemische Faktoren. Die ersten beiden Wirkmechanismen sind für die lokalen Effekte des Sports auf den Knochen verantwortlich. Nur die systemischen Faktoren, wie die belastungsinduzierte Hormonausschüttung, wirken global auf den gesamten Bewegungsapparat und schaffen ein osteoanaboles Umfeld.

Bei axialen bzw. mechanischen Belastungen steht der Einfluss von Gravitation und Körpergewicht im Vordergrund. Der Knochen ist dabei je nach Lokalisation Kompressions- und Biegebelastungen ausgesetzt. Um durch axiale bzw. mechanische Belastung die Förderung der Knochendichte anzuregen, muss ein überschwelliger Reiz auf den Knochen gesetzt werden. Aus sportlicher Perspektive sind hier Aktivitäten wie z. B. High Impact Aerobic, Jogging mit oder ohne Zusatzgewicht und Kräftigungsübungen wie Kniebeugen mit Zusatzgewicht von Interesse. Aber auch Vibrationen können als überschwelliger mechanischer Stimulus fungieren und durch Flüssigkeitsverschiebungen im Knochensystem Anpassungen provozieren.

Bei der Stimulation des Knochens durch Muskelzug ist die sportinduzierte muskuläre Hypertrophie der entscheidende Faktor. Der durch die Muskulatur verursachte Zug führt zu Druck-, Biege- und Scherkräften, die mechanisch auf den Knochen einwirken. Hiervon sind im Besonderen die Muskelansatz- und Ursprungsareale des Knochens betroffen. Ein osteogener Stimulus durch Muskelzug kann durch alle Sportarten, die mit einer muskulären Hypertrophie einhergehen, erzielt werden. Derzeit wird vermutet, dass der Muskelzug den größten Reiz für den Knochenmetabolismus darstellt.

Betrachtet man die systemische Komponente, wirken sich verschiedene Sportarten sehr unterschiedlich auf den Hormonhaushalt aus. Kurze und intensive Belastungen führen dabei zu einem Anstieg von Wachstums- und Sexualhormonen, was sich positiv auf den Knochen auswirkt. Lange ausdauernde Belastungen führen im Gegensatz dazu zu einem Abfall ebendieser. Demnach sind sportliche Betätigungen wie Sprint, Krafttraining oder Tabata-Workouts hormonell betrachtet günstige Bewegungsformen zur Anregung des Knochenmetabolismus. Sportarten wie Marathonlauf, Langstreckenschwimmen oder Triathlon beispielsweise haben im Gegensatz dazu eher einen negativen Effekt auf den Stoffwechsel des Knochens (Kemmler, 2003, S. 307–309).

Nach der Aufnahme eines Sportprogrammes sind aufgrund der Dauer des Knochenumbaus erst nach sechs bis neun Monaten klinisch relevante Effekte auf den Knochen zu erwarten (Daly, et al., 2019). Sportausübung mit dem Zweck einer Osteoporosetherapie bzw. -prävention sollte zudem den allgemeinen Trainingsprinzipien folgen (Kemmler, 2003, S. 312–313):

- Prinzip des trainingswirksamen Reizes
- Prinzip der progressiven Belastungssteigerung
- Prinzip der Dauerhaftigkeit und Kontinuität
- Prinzip der optimalen Relation zwischen Belastung und Erholung
- Prinzip der Individualität und Altersgemäßheit
- Prinzip der Periodisierung und Zyklisierung
- Prinzip der Variation

Neben den allgemeinen Trainingsprinzipien sind die osteoporosespezifischen Grundprinzipien der sportinduzierten Anpassungen von Interesse (Daly et al., 2019):

- **Prinzip der spezifischen Stimulation des Knochens:** Ein Trainingsprogramm muss das osteoporotische bzw. osteoporosegefährdete Areal gezielt ansprechen.
- **Prinzip der Umkehrbarkeit:** Anpassungen am Bewegungsapparat bilden sich nach der Aufgabe des Bewegungsprogramms zurück.
- **Prinzip der Basiswerte**: Die größte Steigerung der Knochendichte erfolgt bei Menschen mit den niedrigsten Basiswerten.
- **Prinzip des abnehmenden Ertragszuwachs:** Die Reaktionen des Knochens auf Belastung sind zunächst stark ausgeprägt, flachen jedoch im Zeitverlauf ab. Das gilt insbesondere, wenn keine Anpassung des Trainingsprogramms nach den allgemeinen Trainingsprinzipien erfolgt.

1 Krafttraining

Krafttraining hat nicht nur einen positiven Effekt auf die Muskulatur, sondern auch auf die Knochen. Beim Durchführen eines strukturierten Krafttrainings treten alle Arten osteogener Stimuli auf. Dadurch wird die osteoblastische Aktivität sowie die Kollagensyntheserate gesteigert und die Mineralisierung des Knochens gefördert. Die auf die beanspruchten Knochen wirkenden Kräfte steigern dabei nicht nur die Knochenmasse an sich, auch die strukturelle Ausrichtung der Trabekel passt sich an die Belastung an. Die dadurch optimierte Mikroarchitektur führt zu einer erhöhten Festigkeit und Biegsamkeit des Knochens, wodurch die Frakturschwelle angehoben wird. Da die morphologischen Adaptionen nur in den Knochenarealen erfolgen, die belastet werden, eignet sich das Krafttraining gut zur Provokation zielgerichteter Anpassungen. Hier besteht die Möglichkeit durch die Übungsauswahl, gezielt an den frakturgefährdeten Arealen wie z. B. dem Oberschenkelhals oder den Wirbelkörpern zu arbeiten (Bartl und Bartl, 2021, S. 104–105; Layne und Nelson, 2001, S. 389–400).

Neben den mechanischen Faktoren spielen beim Krafttraining auch systemische Faktoren eine essenzielle Rolle im Knochenstoffwechsel. Nach dem Training kommt es auch bei Senioren zur Ausschüttung von knochenanabolen Hormonen wie Testosteron, Somatropin, IGF-1 und SHBG. Diese Hormonausschüttung ist dabei geschlechtsunabhängig (Kemmler, 2003; Zouhal et al., 2022).

1.1 Trainingsparameter

Die Trainingsparameter im Krafttraining stehen in einer engen wechselseitigen Beziehung zueinander und können daher nicht isoliert betrachtet werden. Jeder Trainingsparameter ist als eine Art Zahnrad in einem Uhrwerk zu verstehen. Die Veränderung eines Parameters geht meist mit Veränderungen anderer Trainingsparameter einher oder macht diese notwendig. Zur optimalen Zielerreichung muss jedoch immer das Gesamtbild der Trainingsparameter betrachtet werden.

Intensität und Anstrengungsgrad

Die Intensität im Krafttraining wird als Prozent des 1-RM festgelegt. Eine Intensität von hundert Prozent entspricht dem Gewicht, das maximal einmal kontrolliert und technisch korrekt bewegt werden kann. Eine Intensität 74 Prozent entspricht etwa dem Gewicht, das in zehn Wiederholungen korrekt bewegt werden kann.

Beleuchtet man den Faktor Intensität vor dem Hintergrund der osteogenen Stimuli, so führt eine hohe Intensität zu einer hohen mechanischen Belastung des Knochens. Ein Training mit hoher Intensität ist entgegen der landläufigen Meinung auch bei Senioren mit sehr geringer Knochenmasse praktikabel und sicher. Fragilitätsfrakturen oder andere mit hohen Lasten assoziierte Verletzungen sind dabei nicht zu erwarten (Watson et al., 2015). Gegenteilig konnten Watson et al. (2019) feststellen, dass sich ein hochintensives Krafttraining positiv auf die osteoporosebedingte Hyperkyphose im Bereich der Brustwirbelsäule auswirkt. Alonso Pérez et al. (2021) sprechen sich für hohe Intensitäten von mindestens achtzig bis fünfundachtzig Prozent des 1-RM aus, um eine signifikante Wirkung auf den Knochen zu erzielen.

Aber auch eine Stimulation des Knochens durch Hypertrophiereize ist möglich (Kemmler, 2003). Zum Erzielen einer muskulären Hypertrophie ist ein Training mit einer Intensität von mehr als sechzig Prozent des 1-RM am effizientesten (Lasevicius et al., 2018).

Aber auch ein Training mit geringerer Intensität kann den Knochen positiv beeinflussen. Eine geringe Intensität kann in gewissem Maße durch ein höheres Volumen kompensiert werden, um wirksam die Knochenmasse zu fördern (Shojaa et al., 2020).

Für ein Training zur Förderung der Knochenmasse kann daher ein Krafttraining in allen Intensitätsbereichen empfohlen werden (Souza et al., 2020). Im Zuge einer Periodisierung des Krafttrainings kann und sollte zwischen den verschiedenen Intensitätsbereichen variiert werden. Trainingszyklen mit niedriger Intensität eignen sich sehr gut zum Erlernen von Bewegungsabläufen. Hier ist generell auch ein Training bis zum Muskelversagen sinnvoll, um den Muskelaufbau zu fördern (Lasevicius et al., 2022). Bei höheren Intensitäten ist dieses nicht notwendig (Grgic et al., 2022; Vieira et al., 2021).

Trainingszyklen im Hypertrophiebereich sind besonders effiziente Maßnahmen zur Verbesserung der Körperkomposition. Die Körperkomposition ist dabei mit dem Sturzrisiko korreliert (Waters, 2019).

Zudem führt ein Training im Hypertrophiebereich die Trainierenden sanft an höhere Intensitäten heran, was insbesondere für Anfänger und Menschen, die noch nie intensiv trainiert haben, sehr wertvoll ist. Um die mechanische Stimulation des Knochens auszuschöpfen, sollten die Trainierenden auch ausdrücklich zu intensiven Trainingseinheiten im Bereich der Maximalkraft ermutigt werden. Eine gut ausgeprägte körperliche Kraft erleichtert die Bewältigung alltäglicher Aufgaben und kann das Selbstbewusstsein fördern. Bei der genauen Planung und Gewichtung der einzelnen Intensitätsbereiche im Training sind selbstverständlich die weiteren sportlichen und gesundheitlichen Ziele der betreffenden Person sowie die motorischen und gesundheitlichen Grundvoraussetzungen zu beachten.

Wiederholungszahl und Trainingsumfang

Die Wiederholungszahl im Krafttraining ist stark an die Intensität gekoppelt. Welcher Wiederholungsbereich bzw. Intensitätsbereich Anwendung findet, ist von der Zielsetzung und den individuellen Voraussetzungen des Trainierenden abhängig. Generell sollten nach Möglichkeit innerhalb einer Makrozyklusplanung alle Intensitätsbereiche angesprochen werden. Im knochenspezifischen Training sollte jedoch der Fokus nach dem Erlernen der Grundübungen auf die intensiveren Wiederholungsbereiche gelegt werden. Eine etablierte Zuordnung der Wiederholungszahlen zu den verschiedenen Zielsetzungen bzw. Intensitätsbereichen kann der folgenden Tabelle entnommen werden.

Tab. 1: Wiederholungsbereiche im Krafttraining

Wiederholungsbereich	Ziel	Intensität
20 bis 15	Kraftausdauer	ca. 30 bis 60 % 1-RM
12 bis 8	Hypertrophie	ca. 68 bis 79 % 1-RM
5 bis 1	Maximalkraft	ca. 86 bis 100 % 1-RM

Hier gilt es anzumerken, dass ein effektives Training zur muskulären Hypertrophie nicht nur im klassischen Hypertrophiebereich möglich ist, sondern auch in den anderen Intensitätsbereichen. Entscheidend ist vor allem der Gesamtumfang des Trainings (Carvalho et al., 2022). Der Gesamtumfang des Trainings ergibt sich dabei aus dem Produkt von Satzzahl und Wiederholungszahl. Für das optimale Volumen im Kontext der muskulären Hypertrophie liegen viele verschiedene Empfehlungen vor. Diese beziehen sich dabei meist lediglich auf die Satzzahl und liegen zwischen fünf und zwanzig Sätzen pro großer Muskelgruppe in der Woche. Anfänger sind dabei tendenziell im unteren Bereich der Empfehlung und Fortgeschrittene im oberen Bereich angesiedelt. Neben dem Trainingsalter spielen jedoch auch individuelle Faktoren wie die Regenerationsfähigkeit in die Wahl eines möglichst effektiven und effizienten Trainingsvolumens hinein. Betrachtet man den Gesamtumfang eines Trainings, spielt auch die Intensität eine entscheidende Rolle. So kann, wenn man dieselbe Trainingsdauer veranschlagt, bei einem klassischen Kraftausdauertraining ein höherer Umfang realisiert werden als bei einem Maximalkrafttraining. Daly et al. (2019) sprechen sich für einen Gesamtumfang von mindestens 128 Wiederholungen pro Training zur Förderung der Knochenmasse aus. Dieses sollte mit mindestens zwei Sätzen pro Übung verteilt werden. Der Gesamtumfang bezieht sich in dieser Empfehlung auf alle problemspezifischen Muskelgruppen der gesamten Trainingseinheit.

Trainingsfrequenz und Zahl der wöchentlichen Trainingseinheiten

Die Trainingsfrequenz beschreibt die Anzahl der Trainingseinheiten pro Woche, die ein Muskel absolviert. Da im Krafttraining die Möglichkeit des Splittrainings, d. h. des Aufteilens der großen Muskelgruppen des Körpers auf verschiedene

Trainingseinheiten besteht, entspricht die Frequenz nicht der Anzahl der Trainingseinheiten pro Woche, sondern der Anzahl an Stimuli eines Muskels bzw. einer Muskelgruppe. Empfohlen wird eine Frequenz von zwei bis drei Stimuli pro Woche (Schoenfeld, 2016). Die knochenspezifische Trainingsempfehlung liegt bei mindestens drei Trainingseinheiten pro Woche (Daly et al., 2019; Kemmler, 2003; Zitzmann et al., 2022).

Hierbei ist anzumerken, dass in den meisten Studien, die sich mit der Steigerung der Knochendichte beschäftigen, ein Ganzkörpertraining durchgeführt wird. Da neben der Stimulation durch axiale bzw. mechanische Reize auch die systemischen Effekte des Krafttrainings von Relevanz sind, ergibt sich daraus folgende Empfehlung:

- drei bis vier wöchentliche Trainingseinheiten im Ganzkörpertraining
- vier bis fünf wöchentliche Trainingseinheiten im Zweier-Splittraining
- fünf bis sechs wöchentliche Trainingseinheiten im Dreier-Splittraining

Individuell können hier auch Mischformen der einzelnen Split-Planungen sinnvoll sein, z. B. wenn fixe Trainingstage vorgegeben sind.

Pausendauer

Die Pausendauer ist unter anderem von der Intensität des Trainings abhängig. Je intensiver und je größer die trainierte Muskelgruppe, desto länger die Pause. So sind im Bereich der Kraftausdauer nur geringe Pausenzeiten von teilweise weniger als einer Minute nötig. Im Bereich der Maximalkraft sind Pausen von mehreren Minuten der Standard. Als Richtwert kann hier eine Pausenzeit von drei bis fünf Minuten herangezogen werden (Salles et al., 2009). Aber auch die Übungsauswahl spielt eine Rolle für die Wahl der Pausendauer. Nach komplexen Übungen mit großem Muskeleinsatz wie z. B. einer Kniebeuge wird eine längere Pause als nach Isolationsübungen mit geringem Muskeleinsatz wie z. B. einem Bizepscurl benötigt. Helms et al. (2019, S. 153) schlagen hier für den Hypertrophiebereich Pausen von etwa 1,5 Minuten nach Isolationsübungen oder Übungen für kleine Muskelgruppen und circa 2,5 Minuten nach komplexen mehrgelenkigen Übungen vor. Diese Werte können als Orientierungswerte für die Trainingsplanung in der Praxis herangezogen werden, wobei die individuelle Regenerationszeit des Trainierenden auch bedacht werden sollte. Manche Trainierende brauchen mehr Pause als andere. Hierbei spielt auch das Geschlecht eine Rolle. So benötigen Frauen eine geringere Pausendauer zwischen den Sätzen als Männer (Ratamess et al., 2012). Zudem beeinflusst auch das Trainingsalter – also die sportliche Erfahrung – die Pausengestaltung. Trainierte Sportler brauchen längere Pausenzeiten als untrainierte, um ihre Kraft effektiv zu steigern (Grgic et al., 2018). Es ist im Hinblick auf die bessere Trainingssteuerung hilfreich, das subjektive Belastungsempfinden des Trainierenden zu erfragen. Bezüglich der optimalen Pausengestaltung im knochenspezifischen Training bietet der aktuelle Stand der Wissenschaft keine Grundlage für spezifische Empfehlungen. Daher kann eine Orientierung an den Empfehlungen für die verschiedenen Intensitätsbereiche erfolgen.

Kadenz

Die Kadenz oder auch Bewegungsgeschwindigkeit hängt maßgeblich von der Zielsetzung des Krafttrainings ab. Liegt das primäre Ziel in einer Kraftsteigerung, ist eine explosive bis schnelle (1–2,9 s) konzentrische Phase in Kombination mit einer schnellen (1–2,9 s) bis mittleren (3–5,9 s) exzentrischen Phase zielführend. Liegt der Fokus des Trainings auf einer muskulären Hypertrophie, so ist bezüglich der Bewegungsgeschwindigkeit eine weite Spanne an Variationen wirksam. Die konzentrische Phase kann dabei in einem Spektrum von explosiv bis sehr langsam (> 10 s) durchgeführt werden. In der exzentrischen Phase reicht das wirksame Spektrum von einer schnellen (1–2,9 s) bis zu einer sehr langsamen (> 10 s) Ausführung (Wilk et al., 2021).

Im Kontext des knochenspezifischen Trainings ist die Bewegungsgeschwindigkeit ein wichtiger Parameter der Trainingssteuerung. Hier hat sich eine explosive konzentrische Phase als besonders wirksam gezeigt. Durch die hohe Bewegungsgeschwindigkeit erhöht sich die Reizrate, wodurch das Knochenwachstum stimuliert wird. Das Prinzip ist hier ähnlich wie bei High-Impact-Aerobic-Übungen oder dem Joggen. In den Studien von Stengel et al. (2005, 2007) wurde ein Vergleich einer vier Sekunden andauernden konzentrischen und exzentrischen Phase mit einer explosiven konzentrischen Phase in Kombination mit einer viersekündigen exzentrischen Phase vollzogen. Die Probanden trainierten dabei im Hypertrophie- oder Maximalkraftbereich. Inwieweit eine Veränderung der exzentrischen Phase hier weitere Vorteile bringen kann, bleibt jedoch weiterhin unklar. Daher kann hier eine Orientierung an den bereits genannten Standardwerten erfolgen. Die folgende Abbildung stellt eine Angabe der Bewegungsgeschwindigkeit für die Trainingsplanung im Krafttraining grafisch dar. Eine explosive Bewegungsausführung wird mit dem Buchstaben »X« abgekürzt. Die Zahlen in der Angabe beziehen sich auf die Sekunden der Bewegungsausführung.

X/0/4
konzentrische Phase/Umkehrpunkte/exzentrische Phase

Übungsauswahl

Durch die vielfältigen Möglichkeiten der Programmgestaltung im Krafttraining kann gezielt Einfluss auf die Anpassungen der einzelnen Knochenareale genommen werden. So ist die Kraftleistung bei der Übung »Beinpresse« signifikant positiv mit der Knochendichte des Trochanter majors korreliert. Die Kraftleistungen bei den Übungen »Hüftstrecken« und »Hüftabduktion« sind signifikant positiv mit der Knochendichte des Ward-Dreiecks korreliert (Kerr et al., 1996). Insgesamt kann festgehalten werden, dass die Kraftleistung der unteren Extremitäten einen starken Zusammenhang mit der Knochendichte an Lendenwirbelsäule, Oberschenkelhals und Ward-Dreieck aufweist. Je stärker die Muskulatur der Beine, desto höher die Knochendichte (Rhodes et al. 2000). Im Bereich des Krafttrainings ist Freihanteltraining zudem dem Training an Kraftgeräten oder kombinierten Trainingsprogrammen in Bezug auf die Verbesserung der Knochendichte der Hüfte überlegen (Shojaa et al., 2020).

Die höhere Effektivität von Übungen mit freien Gewichten sollte bei der Konzeption des Krafttrainings unbedingt berücksichtigt werden. Daher sollte in der Trainingsplanung das Erlernen komplexer Freihantelübungen wie z. B. der Kniebeuge fest integriert werden. Hierfür eignen sich beispielsweise methodische Übungsreihen getreu dem Handlungsprinzip »vom Einfachen zum Komplexen«. Neben der höheren Effektivität auf den Knochen ist Freihanteltraining Übungen an Maschinen auch hinsichtlich des Alltagstransfers überlegen, was insbesondere im Kontext der Sturzprävention von Vorteil ist. Bei der Übungsauswahl sollte zur positiven Beeinflussung von Knochendichte und Mikroarchitektur auf eine knochenspezifische Übungsauswahl geachtet werden.

Liegt bereits eine Osteopenie oder Osteoporose im Bereich der Wirbelsäule vor, sind Übungen, die eine Flexion oder Rotation der Wirbelsäule beinhalten, kontraindiziert.

Zudem sind Übungen, bei denen ein Gewicht über Kopf gedrückt wird, in der Risikogruppe mit Vorsicht zu genießen, um Verletzungen der Rotatorenmanschette zu vermeiden (Daly et al., 2019).

1.2 Fallbeispiel Trainingsplanung

Im Folgenden wird eine beispielhafte Trainingsplanung im Krafttraining dargestellt. Diese dient dabei als Orientierung für die Umsetzung der osteoporosespezifischen Trainingsempfehlung. Da jeder Trainierende andere Bedürfnisse, Präferenzen und Grundvoraussetzungen hat, ist der folgende Abschnitt nicht als Musterlösung anzusehen. Zudem gilt es anzumerken, dass auch das Setting nicht vernachlässigt werden kann und sollte. Je mehr Betreuung in den Trainierenden investiert werden kann, desto komplexer kann die Übungsauswahl ausfallen. Einem motorisch begabten Anfänger die Übung »Kniebeuge« beizubringen ist im Setting des Personal Trainings ein durchaus vielversprechendes Unterfangen. Die gleiche Übung kann jedoch problematisch sein, wenn sie in den Trainingsplan im Setting eines kommerziellen Fitnessstudios integriert ist. Dies ist beispielsweise der Fall, wenn zur Demonstration und Erklärung des Trainingsplans nur ein begrenzter Zeitrahmen von dreißig bis sechzig Minuten ohne Kontrolltermine vorgesehen ist und/oder keine dauerhafte Beaufsichtigung der Trainingsfläche durch qualifizierte Trainer gegeben ist. In diesem Fall wäre die Wahl einer einfacheren Übung zielführender und würde sowohl das Verletzungsrisiko als auch mögliche Unsicherheiten des Trainierenden reduzieren. Der hier gezeigte Trainingsplan ist für einen Trainingsanfänger im Rentenalter mit osteoporotischer Knochendichte ohne Fraktur und ohne weitere Erkrankungen mit durchschnittlicher motorischer Begabung kalkuliert. Das Zeitbudget liegt bei drei Einheiten zu maximal 1,5 Stunden wöchentlich. Der Plan ist für das Setting Fitnessstudio geeignet. Erfahrungsgemäß kann bei Anfängern eine Steigerung der Gewichtslast von Woche zu Woche bzw. in manchen Fällen sogar von Training zu Training erfolgen. Die Möglichkeiten zur Gewichtssteigerung sind dabei auch in hohem Maße von den Gewichtsabstufungen der Geräte bzw. der Ausstattung des Freihantelbereichs abhängig. Die Gewichte sollten im Zuge der progressiven Belastungssteigerung stetig angepasst werden. Dies kann nach Trainervorgabe oder nach dem subjektiven Belastungsempfinden des Trainierenden erfolgen. Eine Belastungssteigerung ohne erneute Krafttestung nach Trainervorgabe benötigt sehr viel Erfahrung in der Zielgruppe. Aufgrund der schnellen Fortschritte der Trainingsanfänger sind erneute Krafttestungen jedoch nicht in jedem Setting praktikabel. Die Steigerung des Gewichts nach Trainervorgabe hat den Vorteil, eine gewisse Verbindlichkeit zu schaffen und damit die progressive Belastungssteigerung zu sichern. Nachteile treten bei einer Fehleinschätzung des Trainers auf. Hier kann es zu einer Über- oder Unterforderung des Trainierenden kommen. Die Steigerung der Gewichtslast durch den Trainierenden kann ebenfalls zu einer Über- oder Unterforderung führen. Zudem besteht die Gefahr, dass Gewichtssteigerungen oftmals vergessen werden, was den Trainingsfortschritt negativ beeinflusst. Mit fortschreitendem Trainingsalter verbessert sich die Selbsteinschätzung und das Körpergefühl der Trainierenden in der Regel, was die Trainingssteuerung vereinfacht. Da beide Methoden gerade bei Anfängern ihr Für und Wider haben, sollte eine individuelle Abwägung getroffen werden. In beiden Fällen ist die Kommunikation zwischen Trainer und Trainierendem essenziell und verbessert das Ergebnis. Sollte die Wahl auf eine Gewichtssteigerung durch den Trainierenden fallen, sollte die Notwendigkeit dieser klar und deutlich kommuniziert werden und auf dem Trainingsplan vermerkt werden.

Tab. 2: Mesozyklus 1 Krafttraining

Trainingszyklus 1 – Kraftausdauer/Bewegungslernen **Dauer: 4 Wochen** **Aufwärmen: 10 Min.** **Kadenz: 2/0/2**				
Übung	**Sätze**	**Wdh.**	**Pause**	**Knochenareal**
Rückenstreckermaschine	3	20	0,5–1,5 Min.	WS
Autostabilisationsübung: Retroversion des Oberarmes sitzend auf dem Gymnastikball	3	20	0,5–1,5 Min.	WS, Radius
Beinpresse	3	20	0,5–1,5 Min.	Tr, OSH
Rudermaschine	3	20	0,5–1,5 Min.	Radius, WS
Brustpresse	3	20	0,5–1,5 Min.	Radius
Adduktorenmaschine	3	20	0,5–1,5 Min.	Tr, OSH
Abduktorenmaschine	3	20	0,5–1,5 Min.	Tr, OSH
Cool Down: 10 Min.				

Das Training des Kunden wird als Ganzkörperstationstraining organisiert. Es werden drei wöchentliche Einheiten durchlaufen, zwischen denen gemäß dem Prinzip der optimalen Relation zwischen Belastung und Erholung ein bis zwei Pausentage liegen. Die Übungsauswahl beinhaltet alle relevanten großen Muskelgruppen sowie die knochenrelevanten Bewegungsrichtungen. Um auch bei geringeren Betreuungsmöglichkeiten ein sicheres und selbstwirksames Training zu ermöglichen, beschränkt sich die Übungsauswahl hier noch auf geführte Übungen, deren Bewegungsabläufe später beim Erlernen von komplexen Übungen hilfreich sein werden. Die Übungen sind dabei primär nach der Komplexität, der Größe des Muskeleinsatzes und der allgemeinen Relevanz geordnet. Die Übung Rückenstrecker an der Maschine kommt dabei zuerst, da diese je nach Hersteller ein hohes Maß an intermuskulärer Koordination sowie Konzentration erfordert. Insbesondere für Anfänger kann diese Übung daher eine Herausforderung sein. Gleiches gilt für die Autostabilisation am Kabelzug. Die Kadenz des Trainings entspricht mit 2/0/2 der Empfehlung für den Kraftausdauerbereich. Da hier das Bewegungslernen im Fokus steht, wäre eine explosive konzentrische Phase kontraproduktiv. Die Gesamtdauer der Trainingseinheit liegt je nach der vom Sportler benötigter Pausendauer zwischen 60 und 90 Minuten und damit genau im Zeitbudget des Trainierenden.

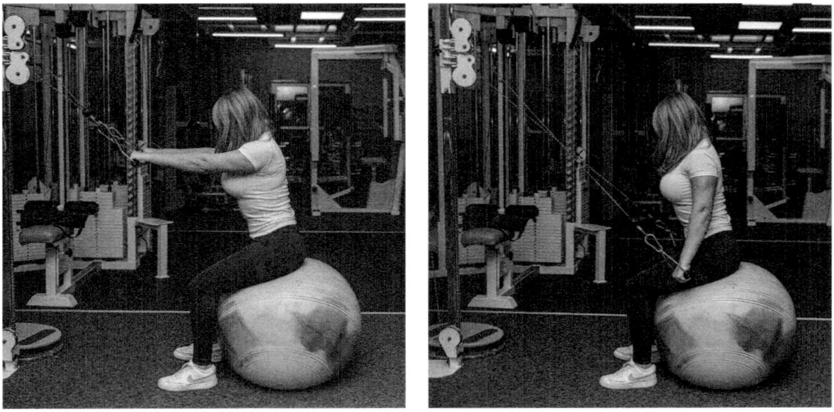

Abb. 1: Retroversion des Oberarms auf dem Gymnastikball sitzend Startposition (links) und Endposition (rechts)

Tab. 3: Mesozyklus 2 Krafttraining

Trainingszyklus 2 – Hypertrophie **Dauer: 4 Wochen** **Aufwärmen: 10 Min.** **Kadenz: X/0/4**				
Übung	**Sätze**	**Wdh.**	**Pause**	**Knochen-areal**
Rückenstreckermaschine	3	12	1,5–2,5 Min.	WS
Autostabilisationsübung: Retroversion des Oberarmes stehend	3	12–15	1,5–2,5 Min.	WS, Radius
Beinpresse	3	12	1,5–2,5 Min.	Tr, OSH
Rudermaschine	3	12	1,5–2,5 Min.	Radius, WS
Brustpresse	3	12	1,5–2,5 Min.	Radius
Adduktorenmaschine	3	12	1,5–2,5 Min.	Tr, OSH
Abduktorenmaschine	3	12	1,5–2,5 Min.	Tr, OSH
Cool Down: 10 Min.				

Die Übungsauswahl hat sich vom ersten zum zweiten Mesozyklus nicht maßgeblich verändert, lediglich bei der Autostabilisationsübung wird eine komplexere Variation durchgeführt. Die Technik der Übungen sollte nun perfektioniert sein, sodass ein Steigern der Intensität bei gleichzeitiger Wahrung des subjektiven Sicherheitsgefühls praktikabel ist. Hier ist gezielt von dem subjektiven Sicherheitsgefühl die Rede, da wie bereits beschrieben objektiv betrachtet weitaus höhere Intensitäten sicher und effektiv sind. Erfahrungsgemäß ist es jedoch oftmals der Fall, dass gerade Senioren sich vor intensivem Training scheuen bzw. sogar Angst haben. Dies ist insbesondere vor dem Hintergrund der Osteoporose zu beachten. Postmenopausale Frauen sind hier die primäre Risikogruppe der Erkrankung und Ängstlichkeit ist ein potenzielles Symptom der Menopause (Birkhäuser, 2021). Hier ist daher ein hohes Maß an Aufmerksamkeit, Feingefühl und Empathie des Trainers gefragt, um möglichen Ängsten entgegenzuwirken und das Vertrauen der Trainierenden in den eigenen Körper zu steigern. Das Beibehalten der Übungen schafft hier Stabilität und fördert das

Vertrauen in den eigenen Körper und die eigenen Kräfte. Die Pausendauer liegt innerhalb der Empfehlung für den Hypertrophiebereich. Da gerade Anfänger oftmals weniger Pause benötigen, ist das untere Ende der Pausenempfehlung auch bei komplexen Übungen an die Pausenzeit der Isolationsübungen angelehnt. Der Trainierende entscheidet innerhalb dieser Spannweite, wann der nächste Satz begonnen wird. Die Bewegungsgeschwindigkeit des Trainings ist hier an die knochenspezifische Empfehlung angepasst. Daher wird die konzentrische Phase explosiv durchgeführt und die exzentrische Phase betont. Die Gesamtdauer der Trainingseinheit liegt zwischen siebzig und neunzig Minuten.

Tab. 4: Mesozyklus 3 Krafttraining

Trainingszyklus 3 – Maximalkraft/Hypertrophie **Dauer: 4 Wochen** **Aufwärmen: 10 Min.** **Kadenz: X/0/2**				
Übung	**Sätze**	**Wdh.**	**Pause**	**Knochen-areal**
Beinpresse	1	10	1,5–2,5 Min.	Tr, OSH
	1	8	1,5–2,5 Min.	
	1	5	3–5 Min.	
Rudermaschine	1	10	1,5–2,5 Min.	Radius, WS
	1	8	1,5–2,5 Min.	
	1	5	3–5 Min.	
Brustpresse	1	10	1,5–2,5 Min.	Radius
	1	8	1,5–2,5 Min.	
	1	5	3–5 Min.	
Rückenstrecker	3	10	1,5–2,5 Min.	WS
Autostabilisationsübung: Retroversion des Oberarmes stehend kontralateral	3	10–12	1,5–2,5 Min.	WS, Radius
Adduktorenmaschine	3	10	1,5–2,5 Min.	Tr, OSH
Abduktorenmaschine	3	10	1,5–2,5 Min.	Tr, OSH
Cool Down: 10 Min.				

Im dritten Mesozyklus wurden die Übungen wiederum konstant gehalten. Lediglich die Reihenfolge der Übungen hat sich verändert, sodass alle Übungen, die im Bereich der Maximalkraft trainiert werden, zuerst absolviert werden. Dies liegt in der höheren zentralnervösen Ermüdung nach einem Maximalkrafttraining begründet. Es erfolgt ein langsames Heranführen an die hohe Intensität durch eine Intensitätssteigerung von Satz zu Satz. Dies hat sowohl psychische als auch praktische Gründe. Ein langsames Steigern der Gewichtslast fördert das Vertrauen in die eigene Körperkraft, da der nächste Schnitt nicht mehr so groß erscheint. Dieser Faktor ist besonders wichtig, da die gesteigerte Intensität bei einem hohen Anstrengungsgrad realisiert werden soll. Unsicherheiten gegenüber dem zu bewältigenden Gewicht sind daher kontraproduktiv und führen zur Selbstunterschätzung. Zudem besteht so die Möglichkeit, die Gewichtslast besser an die Tagesform des Trainierenden anzupassen. Weiterhin ist ein reines Maximalkrafttraining aufgrund der hohen Pausendauer zeitintensiv. Da das Zeitbudget des Trainierenden beschränkt ist, muss dieser Faktor bedacht werden. Die Trainingsplanung muss sich immer nach den Lebensumständen des Trainierenden richten, um die Kontinuität zu sichern. Das hier beschriebene Training dauert zwischen 75 und 90 Minuten je nach individuell benötigter Pausendauer und liegt damit im Zeitbudget.

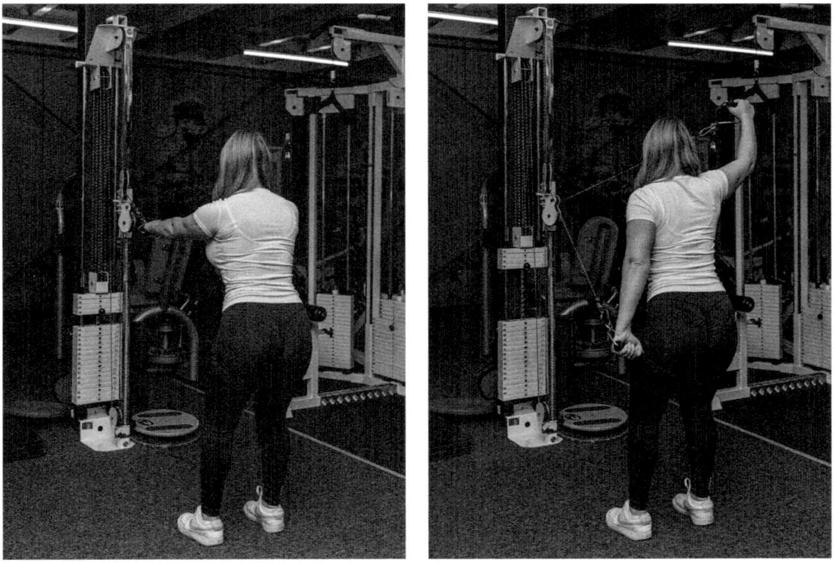

Abb. 2: Retroversion des Oberarmes stehend kontralateral
Startposition (links) und Endposition (rechts)

Tab. 5: Mesozyklus 4 Krafttraining

Trainingszyklus 4 – Kraftausdauer/Bewegungslernen **Dauer: 4 Wochen** **Aufwärmen: 10 Min.** **Kadenz: 2/0/2**				
Übung	**Sätze**	**Wdh.**	**Pause**	**Knochen-areal**
Ausfallschritt an der Multi-presse	3	20	0,5–1,5 Min.	Tr, OSH
Latzug	3	20	0,5–1,5 Min.	Radius, WS
Schrägbankdrücken	3	20	0,5–1,5 Min.	Radius
Backextension frei	3	15–20	0,5–1,5 Min.	WS
Antirotation am Kabelzug sitzend, Arme eng am Körper	3	30 s	0,5–1,5 Min.	WS
Adduktoren am Kabel	3	20	0,5–1,5 Min.	Tr, OSH
Abduktoren am Kabel	3	20	0,5–1,5 Min.	Tr, OSH
Cool Down: 10 Min.				

Die Übungen im vierten Mesozyklus wurden komplett ausgetauscht, um dem Prinzip der Variation gerecht zu werden und dem Körper neue Reize zu setzen. Zudem verhindert ein Übungswechsel das Aufkommen von Langeweile. Die Übungsauswahl ist nun wesentlich freier und komplexer gestaltet, da die grundlegenden Bewegungsmuster bereits in den vorausgehenden Mesozyklen erlernt wurden, was das Erlernen neuer Übungen vereinfacht. Die Ruderübung, welche eine horizontales Zugmuster darstellt, wurde nun durch den Latzug ersetzt. Diese Übung stellt ein vertikales Zugmuster dar. Beide Bewegungsmuster des oberen Rückens sind essenziell für Alltagsbewegungen und -anforderungen. Daher sollten sie in den verschiedenen Mesozyklen berücksichtigt werden, wenn es aus zeitlichen oder praktischen Gründen nicht möglich ist, beide in einen Trainingsplan zu integrieren.

Tab. 6: Mesozyklus 5 Krafttraining

Trainingszyklus 5 – Hypertrophie **Dauer: 4 Wochen** **Aufwärmen: 10 Min.** **Kadenz: X/0/4**				
Übung	**Sätze**	**Wdh.**	**Pause**	**Knochen-areal**
Ausfallschritt an der Multipresse	3	10	1,5–2,5 Min.	Tr, OSH
Klimmzugmaschine	3	10	1,5–2,5 Min.	Radius, WS
Schrägbankdrücken	3	10	1,5–2,5 Min.	Radius
Backextension frei mit Zusatzgewicht	3	12	1,5–2,5 Min.	WS
Antirotation am Kabelzug stehend	3	30 s	1,5–2,5 Min.	WS
Adduktoren am Kabel	3	12	1,5–2,5 Min.	Tr, OSH
Abduktoren am Kabel	3	20	1,5–2,5 Min.	Tr, OSH
Cool Down: 10 Min.				

Auch hier wurde wieder der Großteil der Übungen konstant gehalten, um den Übergang ins intensivere Training zu erleichtern. Bei einigen Senioren ist dies durch das bereits mit den vorangegangenen Zyklen gesteigerte Vertrauen in den eigenen Körper nicht mehr nötig. In diesem Fall kann auch hier gerne schon zu anderen komplexen Übungen übergegangen werden. Auch bei Trainierenden, die ein höheres Maß an Variation bevorzugen, sollte hier eine neue Übungsauswahl erfolgen. Wenn das Bedürfnis nach Abwechslung bei einem Trainierenden sehr ausgeprägt ist, können auch zwei verschieden Ganzkörpertrainingspläne abwechselnd trainiert werden. Dieses Vorgehen hat den Vorteil, dass der Spaßfaktor der Trainierenden hochgehalten wird und man mehr Möglichkeiten hat verschiedene Bewegungsmuster zu integrieren. Da in diesem Trainingsplan nicht von einem erhöhten Bedürfnis nach Variation ausgegangen wurde, wurden nur geringe Veränderungen vorgenommen. Die Übung Latzug wird durch vertikales Ziehen an der Klimmzugmaschine ersetzt. Das Ziehen an der Klimmzugmaschine kann insbesondere für Anfänger bei höheren Intensitäten die bessere Wahl sein, da hier ein Abfälschen – vor allem in Gestalt einer Flexion der Wirbelsäule – weniger verbreitet ist. Zudem startet die Übung in der exzentrischen Phase, was eine größere Kraftentwicklung zulässt. Für das Durchführen eines Kraftausdauertrainings an der Klimmzugmaschine müsste bei den meisten Trainierenden in der Zielgruppe unverhältnismäßig viel Gewichtsunterstützung eingestellt werden, weshalb zuerst die Übung Latzug erlernt wurde.

Tab. 7: Mesozyklus 6 Krafttraining

Trainingszyklus 6 – Maximalkraft/Hypertrophie **Dauer: 4 Wochen** **Aufwärmen: 10 Min.** **Kadenz: X/0/2**				
Übung	**Sätze**	**Wdh.**	**Pause**	**Knochen-areal**
Ausfallschritt an der Multipresse	1	10	1,5–2,5 Min.	Tr, OSH
	1	8	1,5–2,5 Min.	
	1	5	3–5 Min.	
Klimmzugmaschine	1	10	1,5–2,5 Min.	Radius, BWS
	1	8	1,5–2,5 Min.	
	1	5	3–5 Min.	
Schrägbankdrücken	1	10	1,5–2,5 Min.	Radius
	1	8	1,5–2,5 Min.	
	1	5	3–5 Min.	
Backextension frei mit Zusatzgewicht	3	8–10	1,5–2,5 Min.	WS
Antirotation am Kabelzug mit getreckten Armen	3	8–10	1,5–2,5 Min.	WS
Adduktoren am Kabel	3	8–10	1,5–2,5 Min.	Tr, OSH
Abduktoren am Kabel	3	8–10	1,5–2,5 Min.	Tr, OSH
Cool Down: 10 Min.				

Im vorangegangenen Mesozyklus wurden die Übungen aus den bereits genannten Gründen weitestgehend konstant gehalten. Ein Übungswechsel sollte hier aufgrund der noch fehlenden Erfahrung der Trainierenden nur bei überdurchschnittlicher motorischer Kompetenz erfolgen. Das Training wurde wie auch im letzten Maximalkraftzyklus mit steigenden Intensitäten aufgebaut.

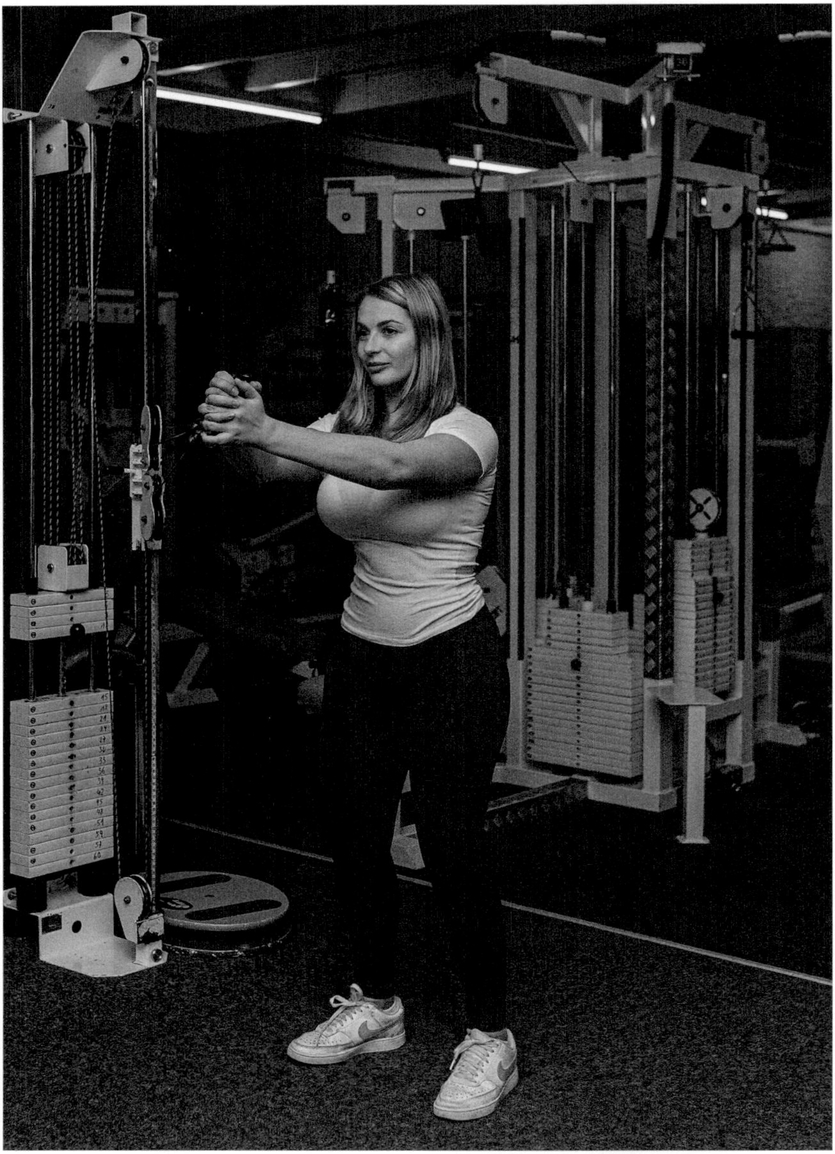

Abb. 3: Antirotation am Kabelzug mit gestreckten Armen (statisch)

Tab. 8: Mesozyklus 7 Krafttraining

Trainingszyklus 7 – Kraftausdauer/Bewegungslernen **Dauer: 4 Wochen** **Aufwärmen: 10 Min.** **Kadenz: 2/0/2**				
Übung	**Sätze**	**Wdh.**	**Pause**	**Knochen-areal**
Rumänisches Kreuzheben gegen die Wand mit der Kurzhantel	3	20	0,5–1,5 Min.	Tr, OSH, WS
Goblet – Squat mit Kurzhantel	3	20	0,5–1,5 Min.	Tr, OSH
Bankdrücken mit Kurzhanteln	3	20	0,5–1,5 Min.	Radius
Rudern sitzend am Kabelzug	3	20	0,5–1,5 Min.	Radius, BWS
½ Plank	3	Max. Dauer	0,5–1,5 Min.	WS
Hüftaußenrotation am Kabel	3	20	0,5–1,5 Min.	Tr, OSH
Adduktorenmaschine	3	20	0,5–1,5 Min.	Tr, OSH
Cool Down: 10 Min.				

Der neue Mesozyklus besteht nahezu ausschließlich aus freien komplexen Übungen. Die Übungskompetenz des Trainierenden sollte nun so sehr ausgeprägt sein, dass auch das Erlernen von Übungen wie dem rumänischen Kreuzheben oder dem Goblet-Squat ohne Frustration möglich ist. Das rumänische Kreuzheben wird hier vor der klassischen Variante erlernt, da es sich hier bei korrekter Ausführung um eine reine Hüftstreckung handelt. Der Trainierende hat so die Möglichkeit, die Hüftstreckung bei einer freien Übung zuerst zu meistern, bevor im klassischen Kreuzheben die Streckung des Kniegelenks hinzukommt. Die Wand ist dabei ein Hilfsmittel zum Bewegungslernen. Der Trainierende steht mit dem Rücken zur Wand. Die optimale Entfernung wird dabei durch den Trainer festgelegt und bietet eine Möglichkeit zur Einschränkung der Bewegungsamplitude. Die Kurzhanteln werden bei dieser Variante abgesenkt, bis das Gesäß die Wand berührt. Danach erfolgt eine Rückkehr zum aufrechten Stand durch eine Extension der Hüfte. Wichtig ist bei dieser Übung der Start mit der exzentrischen Bewegungsphase, dieser vereinfacht unter anderem das Bewegungslernen.

Der Goblet-Squat ist die wohl anfängerfreundlichste Kniebeugenvariante. Hier liegt der Schwerpunkt deutlich weiter vorne als bei der klassischen Kniebeuge mit der Langhantel auf dem Rücken. Das erleichtert eine aufrechte Haltung der Brustwirbelsäule und wirkt einer Hyperkyphose entgegen. Zudem wird durch die Haltung der Kurzhantel vor dem Körper die mögliche Angst, nach hinten umzufallen, gesenkt. Der Goblet-Squat hat alles in allem die geringsten Anforderungen an die Beweglichkeit. Deshalb ist diese Übung insbesondere für Senioren interessant, da die Beweglichkeit mit zunehmendem Alter abnimmt. Neben dem Erlernen komplexer Übungen erhalten auch freie Übungen mit dem eigenen Körpergewicht Einzug in die Trainingsplanung. Bei der Planung eines Trainings unter Einbezug von Körpergewichtsübungen gilt es jedoch einiges zu beachten. Wann im Zuge eines Makrozyklus Eigengewichtsübungen, die eine sehr gute Alternative zum Gerät sein können, Anwendung finden, hängt von Körpergewicht und Fähigkeiten des Trainierenden ab. Übergewichtige haben bei den gleichen Übungen eine höhere physikalische Last zu bewältigen, weshalb zu Beginn einfachere Varianten gewählt werden sollten oder erst nach dem Aufbau der benötigten Grundkraft ein Eigengewichtstraining zu empfehlen ist. Diese Überlegung sollte bestenfalls vor der eigentlichen Trainingsdurchführung mit dem Kunden erfolgen, da hier ein »Trial-And-Error« unter Umständen die Motivation des Trainierenden bremsen kann.

Zudem sollte gerade in der Osteoporosetherapie und Prävention die Zielgruppe bedacht werden. Übungen auf dem Boden sind daher nur für Senioren geeignet, die sicher vom Boden aufstehen können. Es sollte kein Kraftakt an sich sein, den Übungsort zu erreichen. Manche Übungen können alternativ auf Bänken durchgeführt werden, falls ein Aufstehen vom Boden nicht gut praktikabel oder unverhältnismäßig ist.

Tab. 9: Mesozyklus 8 Krafttraining

Trainingszyklus 8 – Hypertrophie **Dauer: 4 Wochen** **Aufwärmen: 10 Min.** **Kadenz: X/0/4**				
Übung	**Sätze**	**Wdh.**	**Pause**	**Knochen-areal**
Rumänisches Kreuzheben mit der Langhantel	3	12	1,5–2,5 Min.	Tr, OSH, WS
Kniebeuge klassisch	3	12	1,5–2,5 Min.	Tr, OSH
Bankdrücken Langhantel	3	12	1,5–2,5 Min.	Radius
Rudern sitzend am Kabelzug	3	12	1,5–2,5 Min.	Radius, BWS
Plank	3	Max. Dauer	1,5–2,5 Min.	WS
Hüftaußenrotation am Kabel	3	12	1,5–2,5 Min.	Tr, OSH
Adduktorenmaschine	3	12	1,5–2,5 Min.	Tr, OSH
Cool Down: 10 Min.				

Im neuen Mesozyklus hat sich die Bewegungsamplitude beim rumänischen Kreuzheben bereits eingeschliffen, weshalb eine Ausführung gegen die Wand nicht mehr nötig ist. Unter anderem deshalb wird nun zu einer Ausführung mit der Langhantel gewechselt. Ein weiterer Grund hierfür ist das einfachere Rausheben aus dem Powerrack. Dieses kann je nach Bauart sehr gut auf die anthropometrischen Daten des Trainierenden eingestellt werden.

Die Kniebeuge wird nun in der klassischen Variante erlernt. Bei höheren Intensitäten ist es beim Goblet-Squat aufgrund der erhöhten Gewichtslast oftmals problematisch bzw. unpraktisch, die Kurzhantel aufzunehmen. Zudem kann auch die Kraft im Oberkörper, die zum Halten der Kurzhantel benötigt wird, zum limitierenden Faktor werden, wodurch die Intensität in der Zielmuskulatur nicht erzielt werden kann. Bei der klassischen Kniebeuge fallen all diese Probleme weg. Sollte es aufgrund einer sternosymphysalen Belastungshaltung nicht möglich sein, die Langhantel korrekt auf dem Rücken zu platzieren, empfiehlt sich hier eine Front-Kniebeuge oder das Training an einer Kniebeugenmaschine.

Beim Bankdrücken wurde ebenfalls ein Wechsel von Kurz- zu Langhantel vollzogen. Dieser ermöglicht, wie schon bei den vorherigen Übungen beschrieben, eine einfachere Aufnahme des Gewichts. Der Wechsel ist hier bereits im Hypertrophiebereich erfolgt, um den geringfügig veränderten Bewegungsablauf für den folgenden Maximalkraftzyklus zu üben. Zudem beginnt die Übung »Bankdrücken« im Gegensatz zum »Kurzhantel-Bankdrücken« mit der exzentrischen Phase der Bewegung, was eine bessere Kraftentwicklung ermöglicht.

Tab. 10: Mesozyklus 9 Krafttraining

Trainingszyklus 9 – Maximalkraft/Hypertrophie **Dauer: 4 Wochen** **Aufwärmen: 10 Min.** **Kadenz: X/0/2**				
Übung	**Sätze**	**Wdh.**	**Pause**	**Knochen-areal**
Rumänisches Kreuzheben mit der Langhantel	1	10	1,5–2,5 Min.	Tr, OSH, WS
	1	8	1,5–2,5 Min.	
	2	5	3–5 Min.	
Kniebeuge klassisch	1	10	1,5–2,5 Min.	Tr, OSH
	1	8	1,5–2,5 Min.	
	2	5	3–5 Min.	
Bankdrücken Langhantel	1	10	1,5–2,5 Min.	Radius
	1	8	1,5–2,5 Min.	
	2	5	3–5 Min.	
Rudermaschine	1	10	1,5–2,5 Min.	Radius, WS
	1	8	1,5–2,5 Min.	
	2	5	3–5 Min.	
Plank mit Abduktion des Beins	2	Max. Dauer	1,5–2,5 Min.	WS
Abduktorenmaschine Adduktorenmaschine	2	8	1,5–2,5 Min.	Tr, OSH
Cool Down: 10 Min.				

Im vorangegangenen Mesozyklus wurden die Übungen im Kern beibehalten. Beim Rudern, den Adduktoren und Abduktoren wurde jedoch ein Wechsel zu den bereits bekannten Maschinenübungen vollzogen. Dieser Wechsel wurde beim Rudern unter anderem wegen den vorangegangenen hochkomplexen Übungen und der damit einhergehenden zentralnervösen Ermüdung durchgeführt. Bei den Abduktions- und Adduktionsbewegungen zur Stärkung des Oberschenkelhalses und der Trochanterregion ist ebenfalls ein Wechsel zu den Übungen an Maschinen erfolgt. Dieser liegt zum einen wie auch beim Rudern in der Ermüdung durch das Maximalkrafttraining begründet. Zum anderen werden die Übungen als Supersatz durchgeführt, um bei einem vergleichbaren Hypertrophiereiz Zeit zu sparen. Zu diesem Zweck sind bilaterale Übungen am besten geeignet. Die gesamte Trainingszeit liegt je nach Pausendauer zwischen siebzig und neunzig Minuten. Bei der Plank wird die Intensität durch eine schwerere Übungsvariante gesteigert. Die Abduktion des Beins wird jedoch nicht zu den knochenwirksamen Tätigkeiten in der Trochanterregion oder dem Oberschenkelhals gezählt, da hier nicht gegen die Schwerkraft oder eine externe Last abduziert wird.

1.3 Fazit Krafttraining

Krafttraining ist eine gute und bewährte Methode zur Förderung der Knochenmasse. Es gibt nahezu keine absoluten Kontraindikationen außerhalb von akuten Leiden. Daher ist es eine Bewegungsform, die bei bedarfsgerechter Planung für Jeden geeignet ist. Möchte man die Knochenmasse effektiv fördern, sollten jedoch ein gewisser Wille und Motivation zur sportlichen Leistung vorhanden sein. Um einen Rückgang der Knochenmasse zu verhindern, muss das Training kontinuierlich durchgeführt werden. Die Disziplin für mindestens drei wöchentliche Trainingseinheiten sollte der Trainierende im Krafttraining mitbringen.

Neben den bereits genannten positiven Wirkungen zur Prävention und Therapie der Osteoporose bietet Krafttraining diverse gesundheitliche Benefits. So reduziert Krafttraining nachweislich das Gesamtsterblichkeitsrisiko um fünfzehn Prozent. Beim Vorliegen von Herz-Kreislauf-Erkrankungen konnte sogar eine Reduktion der Mortalität um neunzehn Prozent festgestellt werden (Shailendra et al., 2022).

Darüber hinaus beeinflusst Krafttraining die kognitiven Fähigkeiten bei Senioren über sechzig Jahren maßgeblich (Coelho-Junior et al., 2022). Insgesamt lässt sich festhalten, dass Krafttraining zu einer Förderung der Lebensqualität und der Teilhabe beitragen kann.

Für die Förderung der Knochenmasse lassen sich folgende Empfehlungen zusammenfassen:

Intensität: Hoch

Anstrengungsgrad: Hoch

Trainingseinheiten pro Woche: mindestens 3

Pausenzeit: 0,5 bis 3 + Minuten

Kadenz: explosive konzentrische Phase bei betonter exzentrischer Phase

Übungsauswahl: Freihantel > Maschinen

2 Vibrationstraining

Vibrationstraining ist eine Trainingsform, die in vielen Bereichen des Sports Anwendung findet. Die vom Trainingsgerät erzeugten mechanischen Schwingungen stimulieren dabei den Bewegungsapparat des Trainierenden. Beim Vibrationstraining können grundsätzlich Schwingungen im ganzen Körper oder auch nur in ausgewählten Regionen appliziert werden (Kaeding, 2016, S. 11–18). Die genauen Wirkmechanismen hinter den Effekten des Vibrationstrainings auf den Menschen sind nach aktuellem Stand der Wissenschaft noch nicht gänzlich bekannt. Betrachtet man die Wirkungsweise des Vibrationstrainings auf den Knochen, scheinen Verschiebungen im lakuno-kanalikulären System, die die Knochenzellen stimulieren, plausibel. Die Osteozyten – also die am häufigsten im menschlichen Körper vorkommenden Knochenzellen – sind durch ein dichtes Kanalnetzwerk miteinander verbunden, welches mit Flüssigkeit befüllt ist. Die Osteozyten fungieren in diesem Netzwerk als Mechanorezeptoren, die auf Druckveränderungen und damit auf den Fluss der Flüssigkeit reagieren. Dadurch leiten sie Anpassungsprozesse am Knochen ein. Dieses Netzwerk ist bei jedem Menschen unterschiedlich ausgeprägt und führt daher zu Unterschieden in der Adaptionsfähigkeit (Geoghegan et al., 2019; Repp et al., 2017; van Tol et al., 2020). Bei einer Belastung des Knochens verformt sich dieser, was zu einer Druckverschiebung im lakuno-kanalikulären System führt. Diese Druckverschiebungen können durch das künstliche Einleiten von Schwingungen stärker provoziert werden als durch mechanische Belastung (Baumann, 2005, S. 18; Owan et al., 1997). Vereinfacht gesagt, bringt ein Vibrationstraining die

Flüssigkeit im Knochensystem in Bewegung, wodurch die Knochenzellen stimuliert werden und infolgedessen knochenaufbauende Prozesse einleiten.

Hierbei ist jedoch zu bedenken, dass dies nur Knochen betrifft, in welche die Vibrationen vordringen. Der menschliche Körper verfügt über eine Pufferfunktion, weshalb beim Stand auf einer Vibrationsplattform knochenwirksame Schwingungen lediglich den Unterkörper erreichen. Daher sind Effekte auf den Oberkörper in Folge eines Vibrationstrainings nicht zu erwarten und werden in den meisten Studien nicht gemessen. Bei der Hauptrisikogruppe der Osteoporose – den postmenopausalen Frauen – belegen zahlreiche Metaanalysen die Wirksamkeit eines Vibrationstrainings im Bereich der Lendenwirbelsäule (Fratini et. Al., 2016; Ma et al., 2016; Marín-Cascales et al., 2018; Oliveira, Oliveira und Pires-Oliveira, 2016), der Trochanterregion (Fratini et al., 2016; Oliveira et al., 2016) und des Oberschenkelhalses (Marín-Cascales et al., 2018; Oliveira et al., 2016). Betrachtet man die Wirksamkeit des Vibrationstrainings auf den Knochen geschlechtsunabhängig, so ist bei Senioren ein positiver Effekt auf die Hüftregion und den Oberschenkelhals zu erwarten (Marin-Puyalto et al., 2018).

2.1 Allgemeine Sicherheitshinweise

Vor der Aufnahme eines Vibrationstrainings ist mittels Anamnese zu überprüfen, ob Kontraindikationen für das Training vorliegen. Einige mögliche Kontraindikation werden im Folgenden am Beispiel der Herstellerangaben gängiger Vibrationsplattformen verdeutlicht. Dabei wurden gezielt Produzenten gewählt, die mit verschieden Gerätetypen arbeiten. So arbeitet Power Plate® mit vertikalen Vibrationen, Galileo mit einem seitenalternierenden Vibrationsmechanismus und Wellengang mit einem seitenalternierenden Vibrationsmechanismus, der durch eine zusätzliche seitliche Auslenkbewegungen sanftere Richtungswechsel ermöglicht. Die Unterschiede zwischen den Vibrationsmechanismen werden im Laufe des Kapitels näher erläutert.

Absolute Kontraindikation Power Plate® (Vimodrom, 2016)

- akute Erkrankungen und entzündliche Prozesse
- Thrombose
- frische Wunden und Operationen (< 8 Wochen)
- Implantate (< 6 Monate)
- Stents (< 6 Monate)
- manifeste Osteoporose
- unbehandelte Hypertonie
- schwerer Diabetes mit Mikroangiopathien, Gangränen oder diabetischem Fuß
- Schwangerschaft

Relative Kontraindikationen Power Plate® (Vimodrom, 2016)

- nicht-akute Rückenbeschwerden
- Stents (> 6 Monate)
- Implantate und Prothesen (> 6 Monate)
- Gallen- und Nierensteine
- Kardiovaskuläre Erkrankungen
- Arthrose
- Epilepsie
- Dreh- und Lagerungsschwindel
- Bewegungskinetosen
- Tumore
- Spirale
- Kinder (vor Abschluss der Pubertät)
- Herz- oder Hirnschrittmacher
- Chemotherapie oder ähnliche Krebstherapie

Kontraindikationen Galileo® (Novotech Medical GmbH, 2022)

- Schwangerschaft
- akute Thrombose
- künstliche Gelenke in den stimulierten Körperregionen
- akute Entzündungen des Bewegungsapparats (z. B. aktivierte Arthrose, Arthropathien, Gelenkschwellungen etc.)
- akute Tendinopathien in den stimulierten Körperregionen
- akute Hernien
- akute Diskopathie
- frische Frakturen in den stimulierten Körperregionen
- Steinleiden in den Gallenwegen und ableitenden Harnwegen
- frische Wunden oder Operationen mit noch andauernder Wundheilungsphase
- rheumatoide Arthritis
- Epilepsie

Kontraindikation Wellengang® bei einer Frequenz > 8 Hz (Wellengang, 2022)

- Schwangerschaft
- Künstliche Gelenke
- Metall-Implantate
- Herzschrittmacher oder andere elektronische Geräte
- Thrombose
- Hernien
- Tumore
- akute Infektionen
- keine generellen Kontraindikationen bei Frequenzen unter 8 Hz

Vor der Planung eines Vibrationstrainings müssen die Kontraindikationen für das verwendete Gerät in Erfahrung gebracht werden. Diese finden sich in der

Regel in der Bedienungsanweisung oder können beim Hersteller angefragt werden. Liegen absolute Kontraindikationen vor, darf kein Vibrationstraining durchgeführt werden. Sind relative Kontraindikationen vorhanden, sollte vor der Aufnahme eines Vibrationstrainings eine Risiko-Nutzen-Abwägung in Absprache mit den behandelnden Ärzten stattfinden. Ohne eine ärztliche Freigabe sollte nicht trainiert werden.

Setting

Um das Setting eines Vibrationstrainings am besten zu verstehen, muss man sich bewusst machen, dass der Mensch kein fester unbewegter Körper mit konstanter Dichte ist. Haas et al. (2006) sprechen hier vom Menschen als »mehrfach feder- und massengekoppeltes Oszillatorensystem«. Die verschiedenen Gewebe des Menschen unterscheiden sich in ihrer Dichte und weisen unterschiedliche physikalische Eigenschaften auf. Im Kontext des Vibrationstrainings bedeutet das, dass sich die Schwingungsübertragung in Abhängigkeit der Körperzusammensetzung unterscheiden kann. Zudem schwingt der Körper selbst. Dabei haben verschiedene Körperareale verschiedene Frequenzen. So hat das Gehirn beispielsweise eine Frequenz von 18 Hz (Kaeding, 2016, S. 31). Überall, wo verschiedene Frequenzen aufeinandertreffen, besteht grundsätzlich die Gefahr einer Resonanzkatastrophe. Bei diesem physikalischen Phänomen trifft ein Oszillator auf einen Erreger mit gleicher Frequenz, was zu einem Aufschaukeln der Amplituden führt. Dieser rasche Anstieg der Krafteinwirkung beschädigt oder zerstört den Oszillator. Da der Mensch jedoch kein starrer Oszillator, sondern auch feder- und massengekoppelt ist, ist eine Resonanzkatastrophe infolge eines Vibrationstrainings sehr unwahrscheinlich. Physikalische Grundvoraussetzungen der Resonanzkatastrophe sind Oszillatoren mit geringer Dämpfung (Harten, 2020, S. 126). Der Mensch kann Schwingungen puffern. Der Körperbau des Menschen ist z. B. durch die Doppel-S-Form der Wirbelsäule darauf ausgelegt, den Kopf vor Erschütterungen zu schützen. Durch die Körperhaltung und das Anspannen der Muskulatur kann dieser Schutz verstärkt und auch auf andere Bereiche ausgeweitet werden. Beim Vibrationstraining sollte das Einleiten von Schwingungen in den Bereich des Kopfes oder Rumpfs vermieden werden, um die Wahrscheinlichkeit für Nebenwirkungen zu mindern. Daher sollte von sitzenden oder liegenden Übungen auf der Plattform abgesehen werden. Besser geeignet sind hier stehende Positionen mit variierenden

Kniewinkeln. Welcher Kniewinkel dabei die größte Dämpfung verspricht, lässt sich nicht allgemein gültig feststellen, da die Dämpfungswirkung von vielen verschiedenen Variablen wie z. B. der applizierten Frequenz und Amplitude, der Körperzusammensetzung des Trainierenden oder der Ermüdung der Muskulatur abhängt. Chuang et al. (2021) konnten in einer Untersuchung an trainierten männlichen Studenten feststellen, dass die Vibrationsdämpfung auf den Kopf bei einem Kniewinkel von 110° bei einem Vibrationstraining mit einer Frequenz von 20 Hz und einer Amplitude von 0,55 mm auf einem Gerät mit vertikaler Vibration am größten ist. Die geringste Dämpfung konnte bei einem Kniewinkel von 150° festgestellt werden. Untersucht wurden dabei die Kniewinkel 90°, 110°, 130° und 150°. Dabei ist zudem aufgefallen, dass das subjektive Belastungsempfinden mit fallender Vibrationsdämpfung ansteigt. Bei der Verwendung einer seitenalternierenden Plattform ist mit einer größeren Vibrationsdämpfung im Kopfbereich zu rechnen (Abercromby et al., 2007). Dies liegt wahrscheinlich an den vielfältigeren Ausgleichsmöglichkeiten.

Da lediglich die Schwingungen im Kopf- und Rumpfbereich gedämpft werden sollen, jedoch in den frakturgefährdeten Arealen erwünscht sind, ist eine gute Übertragung im Bereich der Füße entscheidend. Daher sollte das Training in trockenen Socken oder festen Schuhen mit dünner harter ungedämpfter Sohle erfolgen. Bei Socken ist zwar ein direkterer Kontakt zur Plattform möglich und damit eine bessere Schwingungsübertragung, jedoch besteht auch eine größere Gefahr, auf der Plattform zu verrutschen. Daher ist die Anwendung von Anti-Rutsch-Socken hier eine weitere sinnvolle Option. Durch die Wahl einer passenden Fußbekleidung werden die Schwingungen optimal weitergeleitet und ein stabiler Stand gesichert.

Sollte eine Person mit schlechter posturaler Kontrolle ein Vibrationstraining durchführen, ist es möglich, dass unmittelbar nach der Trainingseinheit eine Verschlechterung auftritt (Kaeding, 2016, S. 19–20). Der Trainer sollte den Trainierenden gegebenenfalls beim Verlassen des Gerätes unterstützen, um Stürze zu verhindern.

Potenzielle Nebenwirkungen (Novotech Medical GmbH und Stratech Medizintechnik GmbH, 2022)

- Übelkeit
- Schwindel
- Juckreiz in den stimulierten Regionen
- Blasenbildung an den Kontaktstellen zur Plattform
- rasche Unterzuckerung bei Diabetikern

Das Auftreten von Übelkeit, Schwindel und Juckreiz nach der Trainingseinheit ist normalerweise unbedenklich und als Indikator für eine zu hohe Intensität oder Trainingsdauer zu verstehen. Durch eine stetige Steigerung von Trainingsintensität sowie Trainingsumfang können diese unangenehmen Begleiterscheinungen in der Regel vermieden werden. Sollten sie dennoch vorkommen, sollten Intensität und/oder Umfang der nächsten Trainingseinheit reduziert werden. Ursache für diese möglichen Begleiterscheinungen ist eine vermehrte Durchblutung des Unterkörpers. Diese kann neben Juckreiz zu einem kurzfristigen Blutdruckabfall und infolgedessen zu Schwindel und Übelkeit führen. Daher sind vor allem Menschen mit niedrigem Blutdruck hier die Risikogruppe. Ein niedriger Blutdruck ist aber nicht als Kontraindikation für das Vibrationstraining zu verstehen. Hier bedarf es lediglich einer Aufklärung des Trainierenden, einer professionellen Überwachung durch den Trainer und einer schonenden und umsichtigen Intensitäts- und Umfangsgestaltung (Novotech Medical GmbH und Stratech Medizintechnik GmbH, 2022). Das Phänomen des Blutdruckabfalls durch eine vermehrte Durchblutung des Unterkörpers ist nicht nur dem Vibrationstraining eigen, sondern kann beispielsweise auch im Bereich des Krafttrainings beobachtet werden. Im Krafttraining wird dies häufig beim reinen Beintraining im Zuge einer Split-Trainingsplanung beobachtet.

Der wesentliche Unterschied zwischen dem Vibrationstraining und anderen Sportarten ist jedoch das Einleiten der körperlichen Belastung. Dies wird im Folgenden am Beispiel des Krafttrainings erklärt. Das Krafttraining an sich stellt eine gänzlich aktive Handlung dar. Der Trainierende wählt ein Trainingsgewicht und bewegt es mit einer gewissen Anzahl Wiederholungen und Sätzen. Auch wenn die Intensität und der Anstrengungsgrad i. d. R. durch den Trainer vorgegeben werden, hängt die Realisation im Wesentlichen vom Willen, der Motivation und Disziplin des Trainierenden ab. Diese wiederum sind nicht nur von der generellen Einstellung des Trainierenden, sondern auch z. B. von der allgemeinen Tagesform, der Ernährungssituation und dem Wohlbefinden abhängig. Das Vibrationstraining ist im Gegensatz dazu eine eher passive Art Sport zu treiben. Der Trainierende betritt hier meist eine Plattform und hält dabei eine Position statisch oder führt dynamische Übungen zumeist ohne Zusatzgewicht aus. Die Intensität ist primär Resultat der in den Körper eingeleiteten Schwingungen und erfolgt daher weitestgehend unabhängig von der Motivation oder dem allgemeinen Befinden des Trainierenden. Beleuchtet man das subjektive Belastungsempfinden näher, wird dieses bei ähnlichen Effekten im Vibrationstraining von den Trainierenden geringer eingeschätzt als beim Krafttraining (Kaeding, 2016, S. 69). All diese Faktoren führen dazu, dass der Trainierende einen Blutdruckabfall womöglich nicht rechtzeitig erkennt, da er nicht gezwungen ist, aktiv eine Belastung hervorzubringen. Während ein Krafttrainierender in der gleichen Situation schon längst zur Erholung auf der Bank sitzen würde, da keine weitere Wiederholung möglich ist, steht der Vibrationstrainierende noch auf der Plattform und ist der körperlichen Belastung ausgesetzt. Hier ist es die Aufgabe des Trainers, gezielt auf Zeichen wie plötzlich veränderte Mimik, Blässe oder Schweißausbrüche zu achten, um das Training gegebenenfalls frühzeitig abzubrechen.

Neben dem Blutdruckabfall ist auch ein rascher Blutzuckerabfall eine mögliche Nebenwirkung. Um auf diesen reagieren zu können, sollte der Trainer immer Traubenzucker mit sich führen. Hier gilt es ebenfalls, auf äußere Anzeichen wie plötzliche Veränderung der Mimik, starkes Schwitzen und Zittern zu achten. Bei Diabetikern sollte eine ärztliche Trainingsfreigabe für das Vibrationstraining vorhanden sein.

Um der Blasenbildung als Nebenwirkung entgegenzuwirken, empfiehlt es sich, trockene Socken oder dünne Gymnastikschuhe zu tragen (Novotech Medical GmbH und Stratech Medizintechnik GmbH, 2022). Die Blasenbildung ist dabei insbesondere bei Diabetikern aufgrund der schlechteren Wundheilung zu vermeiden. In manchen Fällen kann hier die Kontrolle der Füße nach Trainingsabschluss sinnvoll oder gar ärztlich angeordnet sein.

2.2 Trainingsparameter

Schwingungsarten und Geräte

Grundsätzlich können im Vibrationstraining zwei Arten von Schwingungen unterschieden werden: stochastisch randomisierte Schwingungen oder Sinusschwingungen. Sinusschwingungen werden dabei häufiger bei Vibrationstrainingsgeräten (z. B. PowerPlate®, Galileo®, Wellengang®) eingesetzt. Sie zeichnen sich durch eine gleichmäßige harmonische Amplitude und Frequenz aus. Da Sinusschwingungen so häufig in kommerziellen Trainingsgeräten Anwendung finden, sind diese auch häufiger Forschungsgegenstand. Deshalb beziehen sich die folgenden allgemeinen Ausführungen zur Trainingsplanung auf Geräte mit Sinusschwingungen. Bei den randomisierten Schwingungen variiert die Frequenz oftmals innerhalb eines voreingestellten Frequenzbereichs zufällig und kann darüber hinaus durch zusätzliche Störeinflüsse überlagert werden. Man spricht hier auch von der stochastischen Resonanztherapie (z. B. srtzeptoring®) (Zeptoring Deutschland GmbH, 2022). Durch diese mehr oder weniger zufällige Reizsetzung kann sich der Körper nicht an einen spezifischen Reiz adaptieren, weshalb weniger Variation im Training benötigt wird, um den Trainingseffekt hochzuhalten und das sportliche Prinzip der variierenden Belastungsgestaltung zu erfüllen. Beim Training mit Sinusschwingungen müssen im Gegensatz dazu regelmäßige Veränderungen der Frequenz und Amplitude erfolgen.

Neben der Art der applizierten Schwingung spielt auch die Art der Schwingungserzeugung eine Rolle. Man unterscheidet hier Plattformen mit vertikaler Vibration und seitenalternierende Plattformen. Je nach Art der Vibration nutzt der Körper andere Mechanismen, um die Vibration auszugleichen und einen festen sicheren Stand zu ermöglichen. Bei Plattformen mit vertikaler Vibration – also mit einer Auf- und Abwärtsbewegung der Plattform – gleicht der Körper die Schwingung primär durch Flexion und Extension von Sprung-, Knie- und Hüftgelenk aus. Bei seitenalternierenden Plattformen kommen neben den bereits genannten Ausgleichsbewegungen noch Ab- und Adduktion der Hüfte sowie eine Lateralflexion der Wirbelsäule und eine Pronation und Supination im Sprunggelenk hinzu.

In Bezug auf das knochenspezifische Vibrationstraining bei postmenopausalen Frauen gibt es Hinweise auf eine Überlegenheit von seitenalternierenden Plattformen. So kommt die Metaanalyse von Fratini et al. (2016) zu dem Ergebnis, dass das Training auf seitenalternierenden Plattformen zu stärkeren Anpassungen am Knochen führt als das Training auf Trainingsgeräten mit vertikaler Vibration. In einer weiteren Metaanalyse konnten Oliveira et al. (2016) beim Training auf Plattformen mit vertikaler Vibration keinen signifikanten Effekt unabhängig von der Knochenstruktur feststellen. Bei der Nutzung von seitenalternierenden Plattformen konnte Oliveira et al. (2016) jedoch signifikante positive Effekte an der Lendenwirbelsäule und dem Trochanter ermitteln. Auch die aktuelle Untersuchung von Fernandez et al. (2022) konnte keinen positiven Effekt von Vibrationstraining auf einer Plattform mit vertikaler Vibration bei postmenopausalen Frauen feststellen. Die 55 Probandinnen trainierten mit einer Frequenz zwischen 30 und 50 Hz in Kombination mit Amplituden zwischen 0,2 und 0,8 mm.

Übungsausführung und Körperpositionen

Betrachtet man die Übungsausführung näher, kommen Marín-Cascales et al. (2018) und Oliveira et al. (2016) zu dem Schluss, dass eine statische Übungsausführung mit gebeugten Knien einer dynamischen Übungsausführung überlegen ist. Nach Fratini et al. (2016) ist sowohl die halbe Kniebeuge als auch der gerade Stand effektiv. Der Stand ist laut Analyse jedoch noch effektiver in Hinblick auf eine Veränderung der Knochendichte. Die meisten Studien arbeiten mit Kniebeugevariationen oder eben dem vollen Stand. Daher bedeutet dies nicht, dass andere Positionen auf der Vibrationsplattform weniger effektiv sind. Sie sind lediglich schlechter erforscht. Da eine dauerhafte Trainingsplanung mit nur zwei Übungspositionen unweigerlich zu Langeweile führt, müssen hier auch andere Positionen bedacht werden. Bei Menschen mit Knieproblemen sind Kniewinkel über 90° zu bevorzugen, da hier die Schwingungsdämpfung im Kniegelenk größer ist (Chuang et al., 2021).

Um hier Inspiration zu bieten, werden im Folgenden einige Übungen mit ansteigendem koordinativem Anspruch gelistet. Je nach Gerät besteht oftmals die Möglichkeit, sich festzuhalten, um den koordinativen Anspruch zu mindern. Diese Möglichkeit sollte insbesondere bei Menschen mit geringer posturaler

Kontrolle oder beim Übergang zu komplexeren Übungen in die Trainingsplanung einbezogen werden. Zudem muss bei der Trainingsplanung bedacht werden, dass ein Training auf seitenalternierenden Plattformen einen höheren koordinativen Anspruch hat, da der Körper in verschiedenen Bewegungsachsen ausgleichen muss.

Mögliche Positionen im Vibrationstraining:

- voller Stand/Grundposition
- halbe Kniebeuge
- tiefe Kniebeuge
- Grundposition B-Stance
- halbe Kniebeuge B-Stance
- tiefe Kniebeuge B-Stance
- Einbeinstand (Bein nach hinten)
- Einbeinstand (Bein nach vorne)
- Einbeinstand (Bein abduziert)
- Einbeinstand (Spielbein dynamisch vorne/hinten)
- Einbeinstand (Spielbein dynamisch Abduktion)
- Standwaage

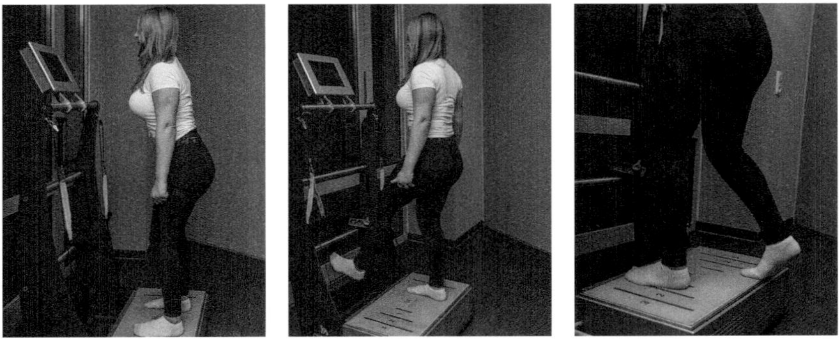

Abb. 4: Grundposition (links), Einbeinstand (rechts) und B-Stance

Frequenz, Amplitude und Beschleunigung

Die Wahl der Trainingsparameter im Vibrationstraining bestimmt neben dem Körpergewicht über das Ausmaß der auf den Körper einwirkenden Kraft und damit in Kombination mit der Körperposition über die Intensität.

Bei näherer Betrachtung der Trainingsparameter kann festgestellt werden, dass diese ähnlich wie die Parameter im Krafttraining in einem engen Zusammenhang stehen und mathematisch beschrieben werden können. Die Berechnungen unterliegen dabei aufgrund der Beschaffenheit des menschlichen Körpers und der Beschaffenheit der Trainingsgeräte jedoch einer Art Störvariable und spiegeln daher nicht hundertprozentig korrekt die einwirkenden Kräfte wider.

Wie bereits beschrieben arbeiten die meisten Gerätetypen im Vibrationstraining mit Sinusschwingungen und unterliegen daher der Sinusfunktion. Aus dieser lässt sich durch Berechnung nun Folgendes ableiten:

$$\text{Beschleunigung}_{\text{Platte}} = \text{Amplitude} \times (2\pi \times \text{Frequenz})^2$$

Bei nicht harmonischen Schwingungen kann die applizierte Beschleunigung ebenfalls aus der Sinusfunktion hergeleitet werden, da diese auch als Überlagerung verschiedener harmonischer Schwingungen betrachtet werden können (Harten, 2020, S. 128). Hier ist eine Berechnung jedoch weitaus komplexer und bei einer randomisierten Applikation erst nach Absolvieren der Trainingseinheit möglich.

Bei Geräten mit Sinusschwingungen lassen sich je nach Gerätetyp Frequenz und Amplitude vor Trainingsbeginn einstellen. Bei seitenalternierenden Plattformen wird die Amplitude meist durch die Spurbreite auf der Plattform eingestellt. Bei Geräten mit vertikaler Vibration kann die Amplitude meist am Gerät eingestellt werden.

Die daraus resultierende Beschleunigung der Platte darf jedoch nicht mit der auf den Körper wirkenden Beschleunigung verwechselt werden. Unter Normalbedingungen wirkt auf den Körper die Erdbeschleunigung ($9{,}81\ m/s^2$). Durch das Vibrationstraining steigt die auf den Körper wirkende Kraft jedoch durch die zusätzliche Beschleunigung der Vibrationsplattform an. Fügt man nun die

Beschleunigung der Vibrationsplatte zur Erdbeschleunigung in Newtons zweites Axiom ein, erhält man die Kraft, die auf den Körper wirkt. Die Erdbeschleunigung muss dabei von der Beschleunigung der Platte subtrahiert werden, da die Erdbeschleunigung zum Boden gerichtet ist, die Beschleunigung der Platte nach oben gerichtet wirkt.

$$\text{Kraft} = \text{Masse} \times (\text{Beschleunigung}_{\text{Platte}} - \text{Beschleunigung}_{\text{Erde}})$$

Durch die physikalische Herleitung wird verdeutlicht, wie die einzelnen Trainingsparameter, aber auch das Körpergewicht die auf den Körper einwirkenden Kräfte beeinflussen.

Will man nun ein knochenwirksames Vibrationstraining planen, so gilt es, die optimalen Trainingsparameter für die Gleichung zu finden. Wir haben hier ein komplexes Zusammenspiel verschiedener Variablen, den Menschen als schwingungsfähiges Wesen mit Pufferfunktion und individuellen Knochenstrukturen sowie potenzielle Störvariablen in der Übermittlung der Vibrationen. Gerade in Bezug auf Letztere kann mit einer Fehlerquote von durchschnittlich zehn Prozent kalkuliert werden (Kaeding, 2016; Kaeding et al., 2018). Daher wird deutlich, dass es die optimalen Trainingsparameter, die für jede Person auf jedem Gerät Gültigkeit haben, nicht gibt.

Trotzdem können Rückschlüsse auf wirksame Spannweiten der Trainingsparameter gezogen werden. Diese Spannweiten unterscheiden sich je nach betrachteter Struktur. Für den Trochanter major scheint eine niedrige Frequenz kleiner gleich 20 Hz (Oliveira et al., 2016) bzw. kleiner gleich 25 Hz (Fratini et al., 2016) wirksam zu sein. Die Beschleunigung sollte dabei nach Oliveira et al. (2016) größer 1 g sein.

Für Anpassungen an der Lendenwirbelsäule ist nach Marín-Cascales et al. (2018) eine hohe Frequenz größer gleich 20 Hz erforderlich. Fratini et al. (2016) sprechen sich für eine hohe Frequenz größer gleich 25 Hz aus. Nach Oliveira et al. (2016) ist vor allem die Interaktion von Beschleunigung und Frequenz relevant. Bei einer Beschleunigung größer gleich ein 1 g ist eine Frequenz kleiner gleich 20 Hz wirksam, bei einer Beschleunigung kleiner gleich 1 g ist eine Frequenz größer gleich 20 Hz wirksam. Die Kombination aus großer Beschleunigung (> 1 g) und hoher Frequenz ist nicht wirksam. Für Anpassungen im Bereich der

Hüfte sind nach Fratini et al. (2016) sowohl hohe als auch niedrige Frequenzen wirksam.

Tab. 11: Praktische Empfehlung zu Frequenz und Beschleunigung im knochenspezifischen Vibrationstraining

Struktur	**Frequenz**	**Beschleunigung**$_{Platte}$
Trochanter	> 25 Hz	< 1 g
Lendenwirbelsäule	> 25 Hz	< 1 g
	< 25 Hz	> 1 g

Es gibt derzeit nicht genügend Daten, die Auswirkungen der Amplitude im Zusammenspiel mit den anderen Trainingsparametern näher beleuchten und daher für eine knochenspezifische Trainingsempfehlung praktische Relevanz haben. Marín-Cascales et al. (2018) kommen lediglich zum Schluss, dass Amplituden über 5 mm wirksam sind. Hier wird jedoch ebenfalls keine weitere Interaktion mit anderen relevanten Trainingsparametern untersucht. Da bei den meisten handelsüblichen Geräten jedoch die Amplitude und nicht die Beschleunigung der Vibrationsplatte eingestellt werden kann, dienen die folgenden Tabellen hier der Orientierung

Tab. 12: Amplituden in mm bei niedriger bis mittlerer Frequenz

Frequenz/ Beschleunigung	**5 Hz**	**10 Hz**	**15 Hz**	**20 Hz**	**25 Hz**
> 1 g	> 9,94	> 2,48	> 1,10	> 0,62	> 0,40
< 1 g	< 9,94	< 2,48	< 1,10	< 0,62	< 0,40

Tab. 13: Amplituden in mm bei hoher Frequenz

Frequenz/ Beschleunigung	**30 Hz**	**35 Hz**	**40 Hz**	**45 Hz**	**50 Hz**
> 1 g	> 0,28	> 0,20	> 0,15	> 0,12	> 0,10
< 1 g	< 0,28	< 0,20	< 0,15	> 0,12	> 0,10

Trainingshäufigkeit, Pausendauer und Umfang

Anders als beim Krafttraining entspricht die Trainingshäufigkeit im Vibrationstraining zumeist der Trainingsfrequenz und sollte unter Beachtung der Regeneration und Superkompensation bei zwei bis drei Einheiten wöchentlich liegen. Diese Trainingshäufigkeit entspricht der am häufigsten in wirksamen Studien angewandten Trainingsfrequenz.

Wobei es auch wirksame Trainingsprotokolle mit einer hohen Trainingshäufigkeit von fünf Einheiten wöchentlich gibt. Hier wird jedoch meist mit einem geringen Trainingsumfang von etwa zehn Minuten gearbeitet (vgl. Ruan et al., 2008).

Hinsichtlich des Trainingsumfangs lässt sich festhalten, dass Marín-Cascales et al. (2018) für das knochenwirksame Training einen Trend zur Signifikanz für Einheiten mit einer Dauer von mehr als zehn Minuten feststellen konnten. Nach Kaeding (2016, S. 63) sollte der Trainingsumfang maximal zwanzig Minuten betragen.

Die empfohlene Satzdauer liegt nach Kaeding (2016, S. 65) ebenso wie die empfohlene Pausendauer zwischen 30 und 120 Sekunden. Dies ist auch die Spannweite, in der sich die meisten knochenwirksamen Studien befinden. Jedoch gibt es auch hier wirksame Protokolle, die diese Satzdauer überschreiten. So verhindern z. B. Beck und Norling (2010) mit einer Satzdauer von drei Minuten den Knochenmasseverlust am Trochanter und der Lendenwirbelsäule bei postmenopausalen Frauen.

2.3 Fallbeispiel Trainingsplanung

Die Bandbreite der potenziell wirksamen Trainingsparameter ist groß. Welche dabei im individuellen Fall den größten Erfolg versprechen, hängt von vielen teils unbekannten Variablen ab. Für die Praxis kann man sich bei der Trainingsplanung an wirksamen Studien orientieren, die auf dem verwendeten Trainingsgerät durchgeführt wurden. Dadurch wird die Variable »Trainingsgerät« bestmöglich eliminiert. Faktoren wie der Aufbau der individuellen Knochenstruktur müssen leider unberücksichtigt bleiben. Diese können im Setting Fitnessstudio oder Therapiezentrum nicht in Erfahrung gebracht werden. Ferner stehen keine Daten zur Verfügung, auf welche sich eine Trainingsempfehlung stützen könnte. Daher ist insbesondere eine gründliche Evaluation des Trainingserfolgs notwendig. Dazu eignen sich Kraft- und Balancetestungen sowie die bei Risikopersonen regelmäßig empfohlenen Knochendichtemessungen.

Die im Folgenden veranschaulichten Möglichkeiten zur Trainingsplanung sind für einen Trainingsanfänger im Rentenalter mit reduzierter Knochendichte, jedoch ohne Fraktur kalkuliert. Die wöchentliche Trainingshäufigkeit liegt bei zwei bis drei Einheiten. Aufgrund der unterschiedlichen Präferenzen, Bedürfnisse und Grundvoraussetzungen ist der folgende Abschnitt nicht als allgemeine Musterlösung zu betrachten. Die beschriebene Trainingsplanung ist für eine Durchführung auf einem Gerät mit Sinusschwingungen konzipiert. Möchte man eine Trainingsplanung auf einem Gerät mit stochastisch randomisierten Schwingungen durchführen, müssen Frequenz und Amplitude weniger häufig angepasst werden. Die Intensitätssteigerung kann im Schwerpunkt durch eine Veränderung von Applikationsdauer, Pausendauer, Satzzahl und Übungsauswahl erfolgen, da hier keine Gewöhnung an die Schwingungen stattfindet.

Tab. 14: Aufbau einer Trainingseinheit Mesozyklus 1

Aufwärmen: 10 Min.					
Übung	**Sätze**	**Dauer**	**Pause**	**Frequenz**	**Beschleunigung**
Halbe Kniebeuge	3	30–40 s	40–60 s	5–10 Hz	> 1 g
Grundposition	3	30–40 s	40–60 s	5–10 Hz	> 1 g
Cool Down: 10 Min.					

Die Trainingseinheiten im Vibrationstraining starten, wie auch andere Sportarten, mit einem allgemeinen Erwärmen zur psychischen und physischen Einstimmung auf die Belastung. Ebenso enden sie zur Förderung der Regeneration mit einem Cool Down.

Die Übungen werden aufgrund der höheren Effektivität im Bereich des Knochens statisch ausgeführt. Der Hauptteil der Trainingseinheit beginnt mit der halben Kniebeuge. Diese dämpft im Vergleich zur Grundposition die Vibrationen stärker, benötigt jedoch mehr willentlichen Muskeleinsatz. Der Trainierende hat durch die gewählte Übungsreihenfolge die Möglichkeit, sich langsamer an die Vibration zu gewöhnen. Bei den folgenden Sätzen in der Grundposition hat er sich an das Gefühl des Vibrationstrainings bereits gewöhnt, sodass eine weniger stark gedämpfte Übung kein Problem darstellt. Zudem wird die vorermüdete Muskulatur nicht mehr so stark willentlich gefordert, was insbesondere bei niedrigen Ausgangswerten in der Grundkraft von Relevanz ist. Die Gesamtdauer der Trainingseinheit liegt zwischen 27 und 30 Minuten und ist daher für Menschen mit einem geringen Zeitbudget bestens geeignet.

Tab. 15: Trainingssteuerung Mesozyklus 1 Vibrationstraining

Aufwärmen: 10 Min.						
Stufe	**Frequenz**	**Amplitude**	**Übung 1**		**Übung 2**	
			Dauer	**Pause**	**Dauer**	**Pause**
1	5 Hz	> 9,94 mm	30 s	60 s	30 s	60 s
2	5 Hz	+	30 s	60 s	30 s	60 s
3	5 Hz	K	30 s	50 s	30 s	50 s
4	5 Hz	+	30 s	50 s	30 s	50 s
5	5 Hz	K	30 s	40 s	30 s	40 s
6	5 Hz	+	30 s	40 s	30 s	40 s
7	5 Hz	K	40 s	60 s	40 s	60 s
8	5 Hz	+	40 s	60 s	40 s	60 s
9	5 Hz	K	40 s	50 s	40 s	50 s
10	10 Hz	> 2,48 mm	30 s	60 s	30 s	60 s
11	10 Hz	+	30 s	60 s	30 s	60 s
12	10 Hz	K	30 s	50 s	30 s	50 s
13	10 Hz	+	30 s	50 s	30 s	50 s
14	10 Hz	K	30 s	40 s	30 s	40 s
15	10 Hz	+	30 s	40 s	30 s	40 s
16	10 Hz	K	40 s	60 s	40 s	60 s
17	10 Hz	+	40 s	60 s	40 s	60 s
18	10 Hz	K	40 s	50 s	40 s	50 s

*K = konstant, unverändert

Um eine Verbesserung der Knochenstruktur durch Vibrationstraining zu erzielen, ist die progressive Belastungssteigerung von entscheidender Bedeutung. Diese kann auf verschiedene Arten erzielt werden. In der Trainingssteuerung für den ersten Mesozyklus wird die Belastung durch die Verlängerung der Applikationsdauer, die Verkürzung der Pausenzeit und die Modifikation von Frequenz und Amplitude erzielt. Kommt der Trainierende gut mit dem Trainingspensum und der Intensität zurecht, findet im nächsten Training die Trainingssteuerung der nächsten Stufe Anwendung. Die Intensität wird also erhöht. Umgekehrt erfolgt beim Auftreten von Nebenwirkungen oder einer Überforderung eine Rückstufung auf die vorherige Stufe. Durch die abwechselnde Modifikation der verschiedenen Trainingsparameter kommt es zu einer sanften und planbaren Intensitätssteigerung. Eine reine Intensitätssteuerung über die Applikationsdauer und Pausenzeit ohne die Veränderung von Frequenz und Amplitude ist bei Geräten mit Sinusschwingungen nicht zu empfehlen, da es hier zu einer Gewöhnung kommen kann. Soll das dargestellte Training jedoch auf einem Gerät mit stochastisch randomisierten Schwingungen erfolgen, bieten die Tabellenspalten zur Applikations- und Pausendauer eine Orientierungshilfe zur Belastungssteigerung. Die Startwerte der Applikationsdauer sowie die Steigerungsschritte basieren auf einem Erfahrungswert. Da die Grundvoraussetzungen der Trainierenden jedoch interindividuell sehr unterschiedlich ausfallen, können hier in der Praxis natürlich Anpassungen notwendig und sinnvoll sein. Ähnliches gilt für die Anpassung der Parameter Frequenz und Amplitude. Die Steigerung der Amplitude wird in der Tabelle mit »+« und die Anwendung der Amplitude des letzten Trainings mit »K« beschrieben. Eine genaue Festlegung der Amplituden sowie des Steigerungsschrittes findet wegen der großen Unterschiede in den Einstellungsmöglichkeiten bei den verschiedenen Herstellern und Gerätetypen nicht statt. Gerade bei seitenalternierenden Geräten ist die präzise Steigerung der Amplitude oftmals nicht möglich. Hier kann man sich mit Markierungen auf der Plattform oder dem Vermessen des Fußabstandes behelfen, um sowohl eine standardisierte Bewegungsqualität als auch eine planbare Steigerung zu erzielen. Ebenso können Daten zu den jeweiligen Trainingsparametern oftmals der Betriebsanleitung entnommen werden. Hier wird z. B. manchmal aufgeführt, welche markierte Fußposition welcher Amplitude bei einer gegebenen Frequenz entspricht.

Tab. 16: Aufbau einer Trainingseinheit Mesozyklus 2

Aufwärmen: 10 Min.					
Übung	**Sätze**	**Dauer**	**Pause**	**Frequenz**	**Beschleu-nigung**
Tiefe Kniebeuge	2	30–40 s	30–60 s	15–20 Hz	> 1 g
Halbe Kniebeuge	2	35–45 s	30–60 s	15–20 Hz	> 1 g
Grundposition	3	35–45 s	30–60 s	15–20 Hz	> 1 g
Cool Down: 10 Min.					

Im neuen Mesozyklus wurde die Übungsauswahl erweitert. Durch die trainingsbedingte Kraftentwicklung sollten nun auch kraftintensive Übungen wie die tiefe Kniebeuge realisierbar sein. Zudem wurde der Umfang und die Intensität des Trainings erhöht. Die Gesamtdauer der Trainingseinheit liegt zwischen 27,5 und 32 Minuten.

Tab. 17: Trainingssteuerung Mesozyklus 2 Vibrationstraining

Aufwärmen: 10 Min.						
Stufe	**Frequenz**	**Amplitude**	**Übung 1**		**Übung 2+3**	
			Dauer	**Pause**	**Dauer**	**Pause**
1	15 Hz	> 1,10 mm	30 s	60 s	35 s	60 s
2	15 Hz	+	30 s	60 s	35 s	60 s
3	15 Hz	K	30 s	50 s	35 s	50 s
4	15 Hz	+	30 s	50 s	35 s	50 s
5	15 Hz	K	30 s	40 s	40 s	60 s
6	15 Hz	+	30 s	40 s	40 s	50 s
7	15 Hz	K	30 s	30 s	40 s	40 s
8	15 Hz	+	30 s	30 s	40 s	40 s
9	15 Hz	K	40 s	60 s	40 s	30 s
10	20 Hz	> 0,62 mm	30 s	60 s	35 s	60 s
11	20 Hz	+	30 s	60 s	35 s	60 s
12	20 Hz	K	30 s	50 s	35 s	50 s
13	20 Hz	+	30 s	50 s	35 s	50 s
14	20 Hz	K	30 s	40 s	40 s	60 s
15	20 Hz	+	30 s	40 s	40 s	50 s
16	20 Hz	K	30 s	30 s	40 s	40 s
17	20 Hz	+	30 s	30 s	40 s	40 s
18	20 Hz	K	40 s	60 s	45 s	60 s

Die progressive Belastungssteigerung erfolgt wie auch im ersten Mesozyklus durch eine Kombination aus erhöhter Applikationsdauer, kürzerer Pausenzeit und einer Anpassung von Frequenz und Amplitude. Nach erfolgreichem Absolvieren einer Stufe wechselt der Trainierende in die nächste Stufe. Auch hier können wieder interindividuelle Anpassungen notwendig sein. Dabei können die gleichen Kriterien wie für den Stufenwechsel zu Rate gezogen werden (subjektives Belastungsempfinden, Nebenwirkungen etc.).

Tab. 18: Aufbau einer Trainingseinheit Mesozyklus 3

Aufwärmen: 10 Min.					
Übung	**Sätze**	**Dauer**	**Pause**	**Frequenz**	**Beschleunigung**
Grundposition B-Stance	3 pro Seite	30–50 s	40–60 s	25–30 Hz	< 1 g
Tiefe Kniebeuge	4	35–45 s	40–60 s	25–30 Hz	< 1 g
Cool Down: 10 Min.					

Im neuen Mesozyklus ist die Übungsauswahl sowohl koordinativ als auch muskulär komplexer gestaltet. Die Grundposition im B-Stance ist vom koordinativen Anspruch zwischen der Grundposition und einem Einbeinstand angesiedelt. Die Übung wird zuerst mit dem schwächeren Bein als Standbein ausgeführt. Nach einer Pause erfolgt die Ausführung mit dem dominanten Bein als Standbein, sodass die belasteten Beine von Satz zu Satz wechseln. Aufgrund der höheren Komplexität der Übung wird diese zuerst durchgeführt. Da der Trainierende schon mehrere Mesozyklen durchlaufen hat, stellt die geringe Dämpfung der Übung normalerweise kein Problem dar. Ähnliches gilt für die tiefe Kniebeuge als zweite Übung. Durch die bereits absolvierten Trainingseinheiten hat der Trainierende jetzt genügend Kraft, um diese Übung mit leicht vorermüdeter Muskulatur auszuführen. Die Gesamtdauer der Trainingseinheit liegt zwischen dreißig und 37 Minuten.

Tab. 19: Trainingssteuerung Mesozyklus 3 Vibrationstraining

Aufwärmen: 10 Min.						
Stufe	**Frequenz**	**Amplitude**	**Übung 1**		**Übung 2**	
			Dauer	**Pause**	**Dauer**	**Pause**
1	25 Hz	< 0,40 mm	30 s	60 s	35 s	60 s
2	25 Hz	+	30 s	60 s	35 s	60 s
3	25 Hz	K	35 s	55 s	35 s	50 s
4	25 Hz	+	35 s	55 s	35 s	50 s
5	25 Hz	K	40 s	50 s	40 s	60 s
6	25 Hz	+	40 s	50 s	40 s	50 s
7	25 Hz	K	45 s	45 s	40 s	40 s
8	25 Hz	+	45 s	45 s	40 s	40 s
9	25 Hz	max. 0,40 mm	50 s	40 s	45 s	40 s
10	30 Hz	< 0,28 mm	30 s	60 s	40 s	60 s
11	30 Hz	+	30 s	60 s	40 s	60 s
12	30 Hz	K	35 s	55 s	45 s	55 s
13	30 Hz	+	35 s	55 s	45 s	55 s
14	30 Hz	K	40 s	50 s	45 s	50 s
15	30 Hz	+	40 s	50 s	45 s	50 s
16	30 Hz	K	45 s	45 s	45 s	45 s
17	30 Hz	+	45 s	45 s	45 s	45 s
18	30 Hz	max. 0,28 mm	50	40	45	40

Auch hier wurde – wie auch in der Trainingsteuerung der anderen Mesozyklen – eine Intensitätssteigerung durch eine Kombination aus erhöhter Applikationsdauer, kürzerer Pausenzeit und einer Anpassung von Frequenz und Amplitude erzielt. Der Schwerpunkt liegt jedoch noch weiter in Richtung der Veränderung von Applikationsdauer und Pausenzeit, da in diesem Amplitudenbereich die Einstellungsmöglichkeiten des Gerätes abhängig von Modell und Hersteller zum limitierenden Faktor werden können.

Tab. 20: Aufbau einer Trainingseinheit Mesozyklus 4

Aufwärmen: 10 Min.					
Übung	**Sätze**	**Dauer**	**Pause**	**Frequenz**	**Beschleunigung**
Halbe Kniebeuge B-Stance	3 pro Seite	30–40 s	30–60 s	10–15 Hz	> 1 g
Halbe Kniebeuge	2	40–50 s	30–60 s	25–30 Hz	< 1 g
Grundposition	2	40–50 s	30–60 s	25–30 Hz	< 1 g
Cool Down: 10 Min.					

Im neuen Mesozyklus steigt wie auch in den vorherigen Zyklen die Komplexität der Übungen an. Die halbe Kniebeuge im B-Stance ist sowohl koordinativ als auch von der muskulären Belastung zwischen der halben Kniebeuge und einer einbeinigen halben Kniebeuge anzusiedeln. Um diese anspruchsvolle Position zu erlernen, eignen sich niedrige Frequenzbereiche deutlich besser als hohe. Die hohen Frequenzbereiche finden in diesem Mesozyklus bei der koordinativ einfachen halben Kniebeuge und der Grundposition Anwendung. Die halbe Kniebeuge dient dabei aufgrund der besseren Dämpfung der langsamen Einstimmung auf die hohe Frequenz. Ein Training in verschiedenen Frequenzbereichen bietet neben den bereits genannten methodischen Vorteilen weitere Vorteile. So wird z. B. der Knochen mit sehr vielfältigen Reizen stimuliert. Derzeit ist noch nicht abschließend geklärt, ob es einen optimalen Frequenzbereich oder eine optimale Amplitude zur Stimulation verschiedener Knochenareale gibt. Daher erscheint es sinnvoll, in einer Trainingsplanung verschiedene Trainingsparameter anzuwenden, um möglichst vielfältige Anpassungen zu erzielen.

Die Dauer der Trainingseinheit liegt hier zwischen 30,5 und 37 Minuten.

Tab. 21: Trainingssteuerung Mesozyklus 4 Vibrationstraining Übung 1

Aufwärmen: 10 Min.				
Stufe	**Frequenz**	**Amplitude**	**Dauer in s**	**Pause in s**
1	10 Hz	> 2,48 mm	30	60
2	10 Hz	+	30	60
3	10 Hz	K	30	50
4	10 Hz	+	30	50
5	10 Hz	K	30	40
6	10 Hz	+	30	40
7	10 Hz	K	30	30
8	10 Hz	+	30	30
9	10 Hz	K	40	60
10	15 Hz	> 1,10 mm	30	60
11	15 Hz	+	30	60
12	15 Hz	K	30	50
13	15 Hz	+	30	50
14	15 Hz	K	30	40
15	15 Hz	+	30	40
16	15 Hz	K	30	30
17	15 Hz	+	30	30
18	15 Hz	K	40	60

Tab. 22: Trainingssteuerung Mesozyklus 4 Vibrationstraining Übung 2 & 3

Aufwärmen: 10 Min.				
Stufe	**Frequenz**	**Amplitude**	**Dauer in s**	**Pause in s**
1	25 Hz	< 0,40 mm	40	60
2	25 Hz	+	40	60
3	25 Hz	K	40	50
4	25 Hz	+	40	50
5	25 Hz	K	40	40
6	25 Hz	+	40	40
7	25 Hz	K	45	60
8	25 Hz	+	45	60
9	25 Hz	max. 0,40 mm	45	50
10	30 Hz	< 0,28 mm	45	60
11	30 Hz	+	45	60
12	30 Hz	K	45	50
13	30 Hz	+	45	50
14	30 Hz	K	50	60
15	30 Hz	+	50	60
16	30 Hz	K	50	50
17	30 Hz	+	50	50
18	30 Hz	max. 0,28 mm	50	40

2.4 Fazit Vibrationstraining

Vibrationstraining ist eine gute Methode zur Förderung der Knochenmasse. Menschen, die im Sport keinen Selbstzweck sehen, Probleme beim Hervorbringen einer sportlichen Leistung haben oder über ein geringes Zeitbudget verfügen sind die ideale Zielgruppe. Natürlich ist hier auch Jeder willkommen, der Spaß am Vibrationstraining an sich hat, sofern keine Kontraindikationen vorliegen.

Im Bereich des Vibrationstrainings wird zum aktuellen Zeitpunkt insgesamt noch mehr Forschung benötigt. Das betrifft vor allem weitere potenzielle gesundheitsförderliche Effekte der Bewegungsform sowie die genauen Trainingsparameter für die verschiedenen Zielsetzungen.

Für das knochenspezifische Training lässt sich nach aktuellem Wissensstand folgendes festhalten:

Geräte: seitenalternierende Plattformen > Plattformen mit vertikaler Vibration

Schwingung: Bei Sinusschwingungen müssen Frequenz und Amplitude regelmäßig verändert werden

Trainingseinheiten pro Woche: mindestens 2

Pausenzeit: 0,5 bis 2 Minuten

Satzdauer: 0,5 bis 2 Minuten

Körperposition: statisch > dynamisch

3 Kombinierte Trainingsprogramme

In der Praxis kann es sinnvoll sein, Kraft- und Vibrationstraining zu kombinieren. Dies ist z. B. der Fall, wenn im Bereich des Radius eine verminderte Knochendichte vorliegt. Wenn der Trainierende hier eine effektive und zeitsparende Maßnahme zur Steigerung der Knochenmasse im ganzen Körper sucht, ist eine Kombination von Krafttraining im Bereich des Oberkörpers und Vibrationstraining im Bereich des Unterkörpers eine geeignete Maßnahme. Im Folgenden wird hier vom Training nach dem Minimalprinzip gesprochen. Das Training im Minimalprinzip ist jedoch nicht nur bei medizinischer Indikation zu empfehlen. Auch bei Krafttrainierenden, die z. B. bei einer Veränderung der Lebensumstände das Zeitbudget für ihr Training verringern müssen, kann der Einsatz eines kombinierten Trainings sinnvoll sein. Darüber hinaus entwickeln in der Praxis Trainierende im Vibrationstraining häufig ein Interesse an anderen Sportarten. Das gilt besonders dann, wenn diese in der gleichen Anlage ausgeübt werden. Hier kann ein Training im Minimalprinzip als erstes Schnuppern in den Kraftbereich eingesetzt werden.

Neben dem Training im Minimalprinzip besteht auch die Möglichkeit, zusätzlich zur Krafttrainingseinheit ein Vibrationstraining zu absolvieren. Hier wird im Folgenden vom Maximalprinzip gesprochen. Im Bereich des Kraftaufbaus legt die derzeitige Evidenz einen additiven Effekt von Kraft und Vibrationstraining nahe (Abercromby et al., 2007). In Bezug auf die Knochendichte gibt es derzeit nur sehr wenige Studien, die einen additiven Effekt auf die Knochenmasse untersuchen. Stolzenberg et al. (2013) konnten nach dem Durchführen einer randomisierten kontrollierten Studie an 57 postmenopausalen Frauen keinen derartigen Effekt an der Tibia ausmachen. Nach einer Sensitivitätsanalyse kamen sie zu dem Schluss, dass ein potenzieller additiver Effekt am kortikalen Knochen der Tibia bei kleiner gleich 0,09 Prozent liegen müsse. Dabei ist anzumerken, dass keine Messungen im Bereich der Hüfte oder der Lendenwirbelsäule durchgeführt wurden. Aus sportwissenschaftlicher Sicht liegt derzeit nur wenig Evidenz vor, die ein Maximalprinzip klar befürwortet. Hier ist noch mehr Forschung nötig.

In der Praxis kann dieser Ansatz unter bestimmten Umständen durchaus verfolgt werden. Mögliche Gründe für die Anwendung eines Maximalprinzips sind dabei unter anderem Variety-Seeking-Motive des Trainierenden, Spaß am Kraft- und Vibrationstraining oder auch ein Absinken der Motivation im Verlauf einer Trainingseinheit. Wie immer im Bereich der Trainingsplanung muss eine individuelle Entscheidung auf Basis der Grundvoraussetzungen und Präferenzen getroffen werden. Studien zeigen uns, was bei den meisten Trainierenden wirksam sein sollte, ersetzen aber weder die persönliche Einschätzung des Individuums noch die gründliche Evaluation des individuellen Fortschrittes.

Im Folgenden sind Beispieltrainingspläne für die Kombination von Kraft und Vibrationstraining hinterlegt. Diese dienen lediglich der Inspiration für die Übungsauswahl und denkbare Organisationsmöglichkeiten. Für die Trainingssteuerung können hier im Bereich des Vibrationstrainings die Tabellen aus dem vorangegangenen Kapitel zu Rate gezogen werden. Die folgenden Beispielpläne sind nicht Teil eines zusammenhängenden Makrozyklus.

3.1 Beispieltrainingspläne Anfänger

Tab. 23: Trainingsbeispiel Minimalprinzip Anfänger 1

Dauer: 4 Wochen **Aufwärmen: 10 Min.** **Kadenz: X/0/4**				
Übung	**Sätze**	**Wdh.**	**Pause**	**Knochenareal**
Klimmzugmaschine	3	10	1,5–2,5 Min	Radius, BWS
Brustpresse	3	10	1,5–2,5 Min	Radius
Position Vibrationstraining		**Dauer**	**Pause**	**Knochenareal**
Grundposition	3	1–1,5 Min	1–1,5 Min	Tr, OSH, LWS
Halbe Kniebeuge	3	1–1,5 Min	1–1,5 Min	Tr, OSH, LWS
Cool Down: 10 Min.				

Tab. 24: Trainingsbeispiel Minimalprinzip Anfänger 2

Dauer: 4 Wochen **Aufwärmen: 10 Min.** **Kadenz: X/0/4**				
Übung	**Sätze**	**Wdh.**	**Pause**	**Knochenareal**
T-Bar Rudern	3	12	1,5–2,5 Min.	Radius, BWS
Schrägbankdrücken	3	12	1,5–2,5 Min.	Radius
Position Vibrationstraining		**Dauer**	**Pause**	**Knochenareal**
Grundposition B-Stance rechts	2	1–1,5 Min	1–1,5 Min	Tr, OSH, LWS
Grundposition B-Stance links	2	1–1,5 Min	1–1,5 Min	Tr, OSH, LWS
Halbe Kniebeuge	3	1–1,5 Min	1–1,5 Min	Tr, OSH, LWS
Cool Down: 10 Min.				

Tab. 25: Trainingsbeispiel Maximalprinzip Anfänger 1

Dauer: 6 Wochen **Aufwärmen: 10 Min.** **Kadenz: X/0/4**				
Übung	**Sätze**	**Wdh.**	**Pause**	**Knochen-areal**
Ausfallschritt Multi-presse	2	10	1,5–2,5 Min.	Tr, OSH
Klimmzugmaschine	3	10	1,5–2,5 Min.	Radius, BWS
Schrägbankdrücken	3	10	1,5–2,5 Min.	Radius
Plank	3	Max. Dauer	0,5–1 Min.	WS
Reverse Plank	3	Max. Dauer	0,5–1 Min.	WS
Position Vibration-straining		**Dauer**	**Pause**	**Knochen-areal**
Grundposition B-Stance links	2	1–1,5 Min	1–1,5 Min	Tr, OSH, LWS
Grundposition B-Stance rechts	2	1–1,5 Min	1–1,5 Min	Tr, OSH, LWS
Tiefe Kniebeuge	2	1–1,5 Min	1–1,5 Min	Tr, OSH, LWS
Cool Down: 10 Min.				

Tab. 26: Trainingsbeispiel Maximalprinzip Anfänger 2

Dauer: 6 Wochen **Aufwärmen: 10 Min.** **Kadenz: X/0/4**				
Übung	**Sätze**	**Wdh.**	**Pause**	**Knochen-areal**
Rückenstrecker	3	10	1,5–2,5 Min.	Tr, OSH
Goblet Squat	3	10	1,5–2,5 Min.	Radius, BWS
Rudern sitzend am Kabelzug	3	10	1,5–2,5 Min.	Radius
Bankdrücken	3	Max. Dauer	0,5–1 Min.	WS
Anti-Rotation stehend	3	Max. Dauer	0,5–1 Min.	WS
Position Vibrations-training		**Dauer**	**Pause**	**Knochen-areal**
Halbe Kniebeuge B-Stance rechts	2	1–1,5 Min	1–1,5 Min	Tr, OSH, LWS
Halbe Kniebeuge B-Stance links	2	1–1,5 Min	1–1,5 Min	Tr, OSH, LWS
Grundposition	3	1–1,5 Min	1–1,5 Min	Tr, OSH, LWS
Cool Down: 10 Min.				

3.2 Beispieltrainingspläne Fortgeschrittene

Tab. 27: Trainingsbeispiel Minimalprinzip Fortgeschrittene 1

Dauer: 6 Wochen **Aufwärmen: 10 Min.** **Kadenz: X/0/4**				
Übung	**Sätze**	**Wdh.**	**Pause**	**Knochen-areal**
Klimmzugmaschine WBV Standwaage	4 2	10 1 Min.	1–2 Min.	Radius, BWS Tr, OSH, LWS
Bankdrücken WBV tiefe Kniebeuge	3 3	10 1 Min.	1–2 Min.	Radius Tr, OSH, LWS
Plank WBV Einbeinstand	2 1	Max. Dauer 1 Min.	1–2 Min.	WS Tr, OSH, LWS
Cool Down: 10 Min.				

Tab. 28: Trainingsbeispiel Minimalprinzip Fortgeschrittene 2

Dauer: 6 Wochen **Aufwärmen: 10 Min.** **Kadenz: X/0/4**				
Übung	**Sätze**	**Wdh.**	**Pause**	**Knochen-areal**
Kurzhantel Rudern WBV Einbeinstand (Spielbein dynamisch vorne/hinten)	3 3	12 1 Min.	1–2 Min.	Radius Tr, OSH, LWS
Seitstütz mit Rotation WBV Tiefe Kniebeuge B-Stance	4 2	10–15 1 Min.	1–2 Min.	Radius, BWS Tr, OSH, LWS
Liegestütze WBV halbe Kniebeuge	2 1	Max. Anzahl 1 Min.	1–2 Min.	WS Tr, OSH, LWS
Cool Down: 10 Min.				

Tab. 29: Trainingsbeispiel Maximalprinzip Fortgeschrittene 1

Dauer: 6 Wochen **Aufwärmen: 10 Min.** **Kadenz: X/0/4**				
Übung	**Sätze**	**Wdh.**	**Pause**	**Knochen-areal**
Kreuzheben	3	10	1,5–2,5 Min.	Tr, OSH
Schrägbankdrücken	3	10	1,5–2,5 Min.	Radius, BWS
Latzug	3	10	1,5–2,5 Min.	Radius
Plank mit den Füßen auf dem Gymnastikball	3	Max. Dauer	0,5–1 Min.	WS
Position Vibrations-training		**Dauer**	**Pause**	**Knochen-areal**
Standwaage rechts und links	2	1–1,5 Min	1–1,5 Min	Tr, OSH, LWS
Tiefe Kniebeuge B-Stance	2	1–1,5 Min	1–1,5 Min	Tr, OSH, LWS
Cool Down: 10 Min.				

Tab. 30: Trainingsbeispiel Maximalprinzip Fortgeschrittene 2

Dauer: 6 Wochen **Aufwärmen: 10 Min.** **Kadenz: X/0/4**				
Übung	**Sätze**	**Wdh.**	**Pause**	**Knochen-areal**
Ausfallschritt nach hinten	3	10	1,5–2,5 Min.	Tr, OSH
Bankdrücken	3	10	1,5–2,5 Min.	Radius
Langhantel Rudern	3	10	1,5–2,5 Min.	Radius, WS
Anti-Rotation WBV Standwaage	3 3	Max. Dauer 1 Min	0,5–1 Min.	WS Tr, OSH, LWS
Beinstrecker WBV tiefe Kniebeuge	3 3	10 1 Min.	2–2,5 Min.	Tr, OSH Tr, OSH, LWS
Abduktoren Adduktoren	3 3	12 12	2–2,5 Min.	Tr, OSH
Cool Down: 10 Min.				

Abbildungsverzeichnis

Tabellenverzeichnis

Abkürzungen

BWS	Brustwirbelsäule
LWS	Lendenwirbelsäule
OSH	Oberschenkelhals
TR	Trochanterregion
WBV	Ganzkörpervibrationstraining
WS	Wirbelsäule

Glossar

Adaption: Anpassung als Reaktion auf äußere Reize

Anamnese: Das Erfragen aller potenziell klinisch relevanten Informationen (z. B. Vorerkrankungen, Medikamenteneinnahme u. v. m.) durch geschultes Personal

Antirotation: Das aktive Verhindern einer Rotationsbewegung

Anthropometrische Daten: Körpermaße des Menschen

Amplitude: Die maximale Auslenkung einer Schwingung

Exzentrische Phase: Bewegungsphase in der einer Last nachgegeben wird

Frequenz: Schwingungsanzahl pro Sekunde

High Impact Aerobic: Ein auf einer Choreografie basierendes dynamisches Fitnesstraining mit Schrittmustern, bei denen zeitweise kein Bodenkontakt gegeben ist (z. B. Sprünge)

Hyperkyphose: Verstärkte Krümmung der Brustwirbelsäule

Konzentrische Phase: Bewegungsphase in der eine Last überwunden wird

Lakuno-kanalikuläres System: Das mit Flüssigkeit gefüllte Kanalnetzwerk innerhalb des Knochens. Hier befinden sich unter anderem Osteozyten, die auf Druckveränderungen im System reagieren

Makrozyklus: Ein Zeitraum von circa sechs bis zwölf Monaten in der Trainingsperiodisierung

Mesozyklus: Ein Zeitraum von circa vier bis zwölf Wochen in der Trainingsperiodisierung

Mechanorezeptor: Sinneszelle, die äußere mechanische Reize wie z. B. Druck, Dehnung, Berührung oder Vibration wahrnimmt und an das Nervensystem weiterleitet

Morphologisch: Die biologische Struktur und Form betreffend

Osteoanabol: Knochenaufbauend

Osteoblasten: Knochenaufbauende Knochenzellen

Osteogen: Knochenbildend

Osteozyten: Einkernige Knochenzellen, die aus den Osteoblasten entstehen

Oszillator: Ein schwingungsfähiges System, dass sich um seine Ruhelage bewegt

Peak Bone Mass: Die maximale Knochendichte, die ein Mensch (individuell) erreicht

Posturale Kontrolle: Die Fähigkeit, entgegen der Schwerkraft eine aufrechte Körperposition aufrecht zu erhalten

Retroversion: Das Rückführen des Armes im Schultergelenk

Sternosymphysale Belastungshaltung: Körperhaltung, die sich unter anderem durch eine Hyperkyphose auszeichnet. Brustbein und Schambein sind angenähert

Tabata: Eine Intervalltrainingsmethode, bei der zwanzig Sekunden hochintensive Belastung, gefolgt von einer zehnsekündigen Pause in acht Runden absolviert werden

Trabekel: Knochenbälkchen

Literatur

Abercromby, A. F. J. et al. (2007). Vibration exposure and biodynamic responses during whole-body vibration training. *Medicine and science in sports and exercise, 39* (10), 1794–1800. https://doi.org/10.1249/mss.0b013e3181238a0f

Alonso Pérez, J. L., et al. (2021). An Up-Date of the Muscle Strengthening Exercise Effectiveness in Postmenopausal Women with Osteoporosis. A Qualitative Systematic Review. Journal of clinical medicine, 10 (11). https://doi.org/10.3390/jcm10112229

Bartl, R. und Bartl, C. (2021). *Das Osteoporose Manual. Biologie, Diagnostik, Prävention und Therapie* (1. Auflage). Berlin: Springer.

Baumann, H. (2005). *Effekt hoher mechanischer Belastung auf die Frakturwiderstandsfähigkeit ausgewählter Skelettregionen. Eine Querschnittsstudie mit Sportkletterern, Langstreckenläufern und Allroundern.* Institut für Sportwissenschaft und Sport der Friedrich-Alexander-Universität, Erlangen-Nürnberg.

Beck, B. R. und Norling, T. L. (2010). The Effect of 8 Mos of Twice-Weekly Low- or Higher Intensity Whole Body Vibration on Risk Factors for Postmenopausal Hip Fracture. *American Journal of Physical Medicine and Rehabilitation, 89* (12), 997–1009. https://doi.org/10.1097/PHM.0b013e3181f71063

Birkhäuser, M. (2021). Depressionen und Angstzustände im Klimakterium. *Therapeutische Umschau. Revue therapeutique, 78* (8), 427–434. https://doi.org/10.1024/0040-5930/a001293

Carvalho, L. et al. (2022). Muscle hypertrophy and strength gains after resistance training with different volume-matched loads. A systematic review and meta-analysis. *Applied physiology, nutrition, and metabolism = Physiologie appliquee, nutrition et metabolisme, 47* (4), 357–368. https://doi.org/10.1139/apnm-2021-0515

Chuang, L.-R. et al. (2021). Managing Vibration Training Safety by Using Knee Flexion Angle and Rating Perceived Exertion. *Sensors (Basel, Switzerland), 21* (4). https://doi.org/10.3390/s21041158

Claudino, J. et al. (2021). Strength Training to Prevent Falls in Older Adults. A Systematic Review with Meta-Analysis of Randomized Controlled Trials. *Journal of clinical medicine, 10* (14). https://doi.org/10.3390/jcm10143184

Coelho-Junior, H., et al. (2022). Resistance training improves cognitive function in older adults with different cognitive status. A systematic review and Meta-analysis. Aging & mental health, 26 (2), 213–224. https://doi.org/10.1080/13607863.2020.1857691

Dachverband Osteologie e.V. (2017). *Prophylaxe, Diagnostik und Therapie der Osteoporose bei postmenopausalen Frauen und bei Männern. Leitlinie des Dachverbands der deutschsprachigen wissenschaftlichen osteologischen Gesellschafften e.V. Langfassung AWMF-Register-Nr.:183/001.* Zugriff am 04.08.22. Verfügbar unter http://dv-osteologie.org/uploads/Leitlinie%202017/Finale%20Version%20Leitlinie%20Osteoporose%202017_end.pdf

Daly, R. M. et al. (2019). Exercise for the prevention of osteoporosis in postmenopausal women. An evidence-based guide to the optimal prescription. *Brazilian journal of physical therapy, 23* (2), 170–180. https://doi.org/10.1016/j.bjpt.2018.11.011

Fernandez, P. et al. (2022). The effects of combined amplitude and high-frequency vibration on physically inactive osteopenic postmenopausal women. Frontiers in physiology, 13, 952140. https://doi.org/10.3389/fphys.2022.952140

Fratini, A. et al. (2016). Whole Body Vibration Treatments in Postmenopausal Women Can Improve Bone Mineral Density. Results of a Stimulus Focussed Meta-Analysis. *PloS one, 11* (12), e0166774. https://doi.org/10.1371/journal.pone.0166774

Fuggle, N. R. et al. (2019). Fracture prediction, imaging and screening in osteoporosis. Nature reviews. Endocrinology, 15 (9), 535–547. https://doi.org/10.1038/s41574-019-0220-8

Geoghegan, I. P. et al. (2019). Integrins in Osteocyte Biology and Mechanotransduction. *Current osteoporosis reports, 17* (4), 195–206. https://doi.org/10.1007/s11914-019-00520-2

Grgic, J. et al. (2022). Effects of resistance training performed to repetition failure or non-failure on muscular strength and hypertrophy. A systematic review and meta-analysis. *Journal of sport and health science, 11* (2), 202–211. https://doi.org/10.1016/j.jshs.2021.01.007

Grgic, J. et al. (2018). Effects of Rest Interval Duration in Resistance Training on Measures of Muscular Strength. A Systematic Review. Sports medicine (Auckland, N.Z.), *48* (1), 137–151. https://doi.org/10.1007/s40279-017-0788-x

Haas, C. T. et al. (2006). Stochastisches Resonanztraining. Wie gezielte Unordnung im Training Für Ordnung in der Bewegung sorgt. *Forschung Frankfurt* (4), 19–25. Zugriff am 07.10.22. Verfügbar unter https://www.forschung-frankfurt.uni-frankfurt.de/36050482/forschung-frankfurt-ausgabe-4-2006-wie-gezielte-unordnung-im-training-fur-ordnung-in-der-bewegung-sorgt.pdf

Harten, U. (2020). *Physik für Mediziner* (16., überarb. Auflage 2020). Berlin: Springer Berlin; Springer.

Helms, E. et al. (2019). *The muscle und strength pyramid. Nutrition* (Second edition). San Bernardino, CA: Muscle and Strength Pyramids.

Kaeding, T. S. et al. (2018). Deviations in frequency and mode of vibration in whole-body vibration training devices with long-term and regular use. *Medical engineering and physics, 51,* 84–90. https://doi.org/10.1016/j.medengphy.2017.10.013

Kaeding, T. S. (2016). *Vibrationstraining. Ein praxisorientiertes Handbuch* (Gesundheit und Fitness, Bd. 5). Schorndorf: Hofmann.

Kemmler, W. (2003). Empfehlungen für ein körperliches Training zur Verbesserung der Knochenfestigkeit. Schlussfolgerungen aus Tiermodellen und Untersuchungen an Leistungssportlern. *Dtsch Z Sportmed* (54), 306–316.

Lasevicius, T. et al. (2022). Muscle Failure Promotes Greater Muscle Hypertrophy in Low-Load but Not in High-Load Resistance Training. Journal of strength and conditioning research, 36 (2), 346–351. https://doi.org/10.1519/JSC.0000000000003454

Lasevicius, T. et al. (2018). Effects of different intensities of resistance training with equated volume load on muscle strength and hypertrophy. European journal of sport science, 18 (6), 772–780. https://doi.org/10.1080/17461391.2018.1450898

Layne, J. E. und Nelson, M. E. (2001). Resistance training for the prevention of osteoporosis. In J. E. Graves und B. A. Franklin (Eds.), *Resistance training for health and rehabilitation.* Champaign, Ill.: Human Kinetics.

Ma, C. et al. (2016). Effect of whole-body vibration on reduction of bone loss and fall prevention in postmenopausal women. A meta-analysis and systematic review. *Journal of orthopaedic surgery and research, 11,* 24. https://doi.org/10.1186/s13018-016-0357-2

Marín-Cascales, E. et al. (2018). Whole-body vibration training and bone health in postmenopausal women. A systematic review and meta-analysis. *Medicine, 97* (34), e11918. https://doi.org/10.1097/MD.0000000000011918

Marin-Puyalto, J. et al. (2018). Is Vibration Training Good for Your Bones? An Overview of Systematic Reviews. *BioMed research international, 2018,* 5178284. https://doi.org/10.1155/2018/5178284.

Novotech Medical GmbH und Stratech Medizintechnik GmbH (Hrsg.) (2022). *Gegenanzeigen / Kontraindikationen und Nebenwirkungen der Galileo® Therapie.* Zugriff am 27.09.22. Verfügbar unter https://www.galileo-training.com/de-deutsch/produkte/galileo-therapiegeraete/grundlagen-vibrations-therapie/gegenanzeigen.html

Oliveira, L. C. et al. (2016). Effects of whole body vibration on bone mineral density in postmenopausal women. A systematic review and meta-analysis. *Osteoporosis international:* a journal established as result of cooperation between the European Foundation for Osteoporosis and the National Osteoporosis Foundation of the USA, 27 (10), 2913–2933. https://doi.org/10.1007/s00198-016-3618-3

Owan, I. et al. (1997). Mechanotransduction in bone. Osteoblasts are more responsive to fluid forces than mechanical strain. The American journal of physiology, 273 (3 Pt 1), C810-5. https://doi.org/10.1152/ajpcell.1997.273.3.C810

Ratamess, N. A. et al. (2012). The effects of rest interval length on acute bench press performance. The influence of gender and muscle strength. *Journal of strength and conditioning research, 26* (7), 1817–1826. https://doi.org/10.1519/JSC.0b013e31825bb492

Repp, F. et al. (2017). Coalignment of osteocyte canaliculi and collagen fibers in human osteonal bone. *Journal of structural biology, 199* (3), 177–186. https://doi.org/10.1016/j.jsb.2017.07.004

Ruan, X.-Y. et al. (2008). Effects of vibration therapy on bone mineral density in postmenopausal women with osteoporosis. *Chinese medical journal, 121* (13), 1155–1158.

Runge, M. und Felsenberg, D. (2017). Bewegungsprogramm zur Prävention von Stürzen und Frakturen. *Arthritis und Rheuma, 26* (04), 239–247. https://doi.org/10.1055/s-0037-1620067

Salles, B. F. de. et al. (2009). Rest interval between sets in strength training. Sports medicine (Auckland, N.Z.), 39 (9), 765–777. https://doi.org/10.2165/11315230-000000000-00000

Schoenfeld, B. (2016). *Science and Development of Muscle Hypertrophy.* Champaign, IL: Human Kinetics. Retrieved from http://gbv.eblib.com/patron/FullRecord.aspx?p=4746185

Shailendra, P., et al. (2022). Resistance Training and Mortality Risk. A Systematic Review and Meta-Analysis. American journal of preventive medicine, 63 (2), 277–285. https://doi.org/10.1016/j.amepre.2022.03.020

Shojaa, M. et al. (2020). Effects of dynamic resistance exercise on bone mineral density in postmenopausal women. A systematic review and meta-analysis with special emphasis on exercise parameters. *Osteoporosis international: a journal established as result of cooperation between the European Foundation for Osteoporosis and the National Osteoporosis Foundation of the USA, 31* (8), 1427–1444. https://doi.org/10.1007/s00198-020-05441-w

Souza, D. et al. (2020). High and low-load resistance training produce similar effects on bone mineral density of middle-aged and older people. A systematic review with meta-analysis of randomized clinical trials. *Experimental gerontology, 138,* 110973. https://doi.org/10.1016/j.exger.2020.110973

Stengel, S. V. et al. (2005). Power training is more effective than strength training for maintaining bone mineral density in postmenopausal women. *Journal of applied physiology (Bethesda, Md.: 1985), 99* (1), 181–188. https://doi.org/10.1152/japplphysiol.01260.2004

Stengel, S. V. et al. (2007). Differential effects of strength versus power training on bone mineral density in postmenopausal women. A 2-year longitudinal study. *British journal of sports medicine, 41* (10), 649-55; discussion 655. https://doi.org/10.1136/bjsm.2006.033480

Stolzenberg, N. et al. (2013). Bone strength and density via pQCT in post-menopausal osteopenic women after 9 months resistive exercise with whole body vibration or proprioceptive exercise. *Journal of musculoskeletal und neuronal interactions, 13* (1), 66–76.

Van Tol, A. F. et al. (2020). The mechanoresponse of bone is closely related to the osteocyte lacunocanalicular network architecture. *Proceedings of the National Academy of Sciences of the United States of America, 117* (51), 32251–32259. https://doi.org/10.1073/pnas.2011504117

Vieira, A. F. et al. (2021). Effects of Resistance Training Performed to Failure or Not to Failure on Muscle Strength, Hypertrophy, and Power Output. A Systematic Review With Meta-Analysis. *Journal of strength and conditioning research, 35* (4), 1165–1175. https://doi.org/10.1519/JSC.0000000000003936

Vimodrom (Hrsg.) (2016). *Kontraindikationen Vibrationstraining.* Zugriff am 21.09.22. Verfügbar unter https://www.vimodrom.de/vibrationstraining/kontraindikationen/

Watson, S. L. et al. (2019). High-intensity exercise did not cause vertebral fractures and improves thoracic kyphosis in postmenopausal women with low to very low bone mass. The LIFTMOR trial. *Osteoporosis international: a journal established as result of cooperation between the European Foundation for Osteoporosis and the National Osteoporosis Foundation of the USA, 30* (5), 957–964. https://doi.org/10.1007/s00198-018-04829-z

Watson, S. L. et al. (2015). Heavy resistance training is safe and improves bone, function, and stature in postmenopausal women with low to very low bone mass. Novel early findings from the LIFTMOR trial. *Osteoporosis international: a journal established as result of cooperation between the European Foundation for Osteoporosis and the National Osteoporosis Foundation of the USA, 26* (12), 2889–2894. https://doi.org/10.1007/s00198-015-3263-2

Wellengang (2022). *Wellengang Schwingungstraining. Für jedermann, aber nicht für jeden - Kontraindikationen.*

Wilk, M. et al. (2021). The Influence of Movement Tempo During Resistance Training on Muscular Strength and Hypertrophy Responses. A Review. *Sports medicine (Auckland, N.Z.), 51* (8), 1629–1650. https://doi.org/10.1007/s40279-021-01465-2

Zeptoring Deutschland GmbH (2022). *srt zeptoring® - Die Therapie der Zukunft. Vielfältiges Anwendungsspektrum, Hochwirksam, schneller Behandlungszyklus, absolut schmerzfrei.* Zugriff am 11.02.22. Verfügbar unter https://zeptoring.de/

Zitzmann, A.-L. et al. (2022). The effect of different training frequency on bone mineral density in older adults. A comparative systematic review and meta-analysis. *Bone, 154*, 116230. https://doi.org/10.1016/j.bone.2021.116230

Zouhal, H. et al. (2022). Effects of Exercise Training on Anabolic and Catabolic Hormones with Advanced Age. A Systematic Review. *Sports medicine (Auckland, N.Z.), 52* (6), 1353–1368. https://doi.org/10.1007/s40279-021-01612-9

Liebe Leserin, lieber Leser,

herzlichen Dank, dass Sie sich für dieses Buch entschieden haben! Wenn es Ihnen gefallen hat, freuen wir uns sehr über ein paar persönliche Worte, eine Rezension oder eine Empfehlung an Freunde.
Ihre Rückmeldung bedeutet uns viel und hilft anderen Lesern, dieses Buch zu entdecken.
Ihr DERUL Verlag

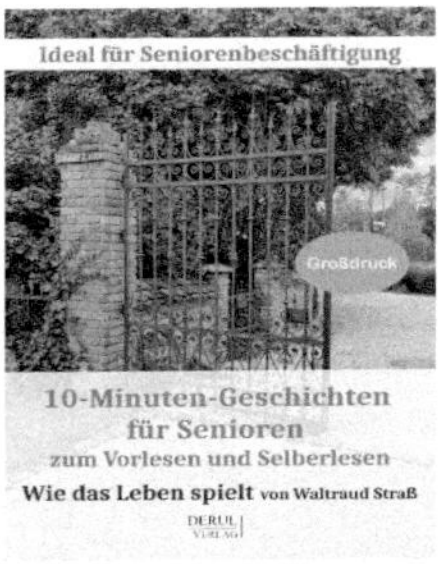

10-Minuten-Geschichten für Senioren zum Vorlesen und Selberlesen

Wie das Leben spielt von Waltraud Straß

Ideal für Seniorenbeschäftigung

Großdruck / Sprache: Deutsch
ISBN: 978-3-981674248

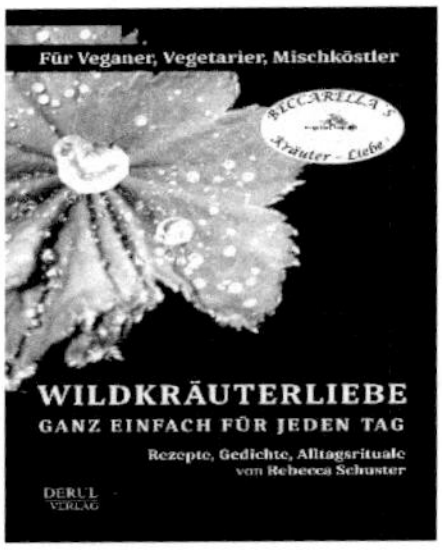

WILDKRÄUTERLIEBE

GANZ EINFACH FÜR JEDEN TAG

Rezepte, Gedichte, Alltagsrituale
von Rebecca Schuster

Softcover / Sprache: Deutsch
ISBN: 978-3-981674293

MELODIES for ACCORDION & KEYBOARD,
11 COMPOSITIONS von WLADIMIR RUNGE; ISBN: 9790900011671

MELODIES for PIANO von Wladimir Runge
VOLUME I, 9 BALLADS, ISBN: 979-0900011619
VOLUME II, 9 COMPOSITIONS, ISBN: 9790900011626
VOLUME III, 11 COMPOSITIONS, ISBN: 9790900011633
VOLUME IV, 10 COMPOSITIONS, ISBN: 9790900011640
VOLUME V, 10 COMPOSITIONS, ISBN: 9790900011657
VOLUME VI, 11 COMPOSITIONS, ISBN: 9790900011664